CANSEI DE VIVER, E AGORA?

GUIA PRÁTICO PARA COMPREENDER O SUICÍDIO

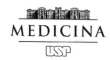 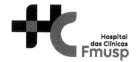

CANSEI DE VIVER, E AGORA?

GUIA PRÁTICO PARA COMPREENDER O SUICÍDIO

Rodolfo Furlan Damiano

Loren Beiram

Marcus Vinicius Zanetti

Copyright © Editora Manole Ltda., 2024, por meio de contrato com os autores.

A edição desta obra foi financiada com recursos da Editora Manole Ltda., um projeto de iniciativa da Fundação Faculdade de Medicina em conjunto e com a anuência da Faculdade de Medicina da Universidade de São Paulo – FMUSP.

Logotipos   *Copyright* © Faculdade de Medicina da Universidade de São Paulo
Copyright © Hospital das Clínicas – FMUSP
Copyright © Instituto de Psiquiatria do HCFMUSP

Capa: Ricardo Yoshiaki Nitta Rodrigues
Projeto gráfico: Departamento Editorial da Editora Manole
Editoração eletrônica e ilustrações: Formato

CIP-BRASIL. CATALOGAÇÃO NA PUBLICAÇÃO
SINDICATO NACIONAL DOS EDITORES DE LIVROS, RJ

D165c

Damiano, Rodolfo Furlan
Cansei de viver, e agora? : guia prático para compreender o suicídio / Rodolfo Furlan Damiano, Loren Beiram, Marcus Vinicius Zanetti. - 1. ed. - Santana de Parnaíba [SP] : Manole, 2024.
23 cm

Inclui bibliografia e índice
ISBN 978-85-204-6520-2

1. Suicídio. I. Beiram, Loren. II. Zanetti, Marcus Vinicius. III. Título.

23-86825   CDD: 616.858445
                                            CDU: 616.89-008.441.44

Gabriela Faray Ferreira Lopes - Bibliotecária - CRB-7/6643

Todos os direitos reservados.
Nenhuma parte deste livro poderá ser reproduzida,
por qualquer processo, sem a permissão expressa dos editores.
É proibida a reprodução por fotocópia.

A Editora Manole é filiada à ABDR – Associação Brasileira de Direitos Reprográficos.

Editora Manole Ltda.
Alameda América, 876
Tamboré – Santana de Parnaíba – SP – Brasil
CEP: 06543-315
Fone: (11) 4196-6000
www.manole.com.br | https://atendimento.manole.com.br/

Impresso no Brasil | *Printed in Brazil*

Autores

Rodolfo Furlan Damiano

Médico Psiquiatra e Doutor pela Faculdade de Medicina da Universidade de São Paulo (FMUSP). Tutor da disciplina de Psiquiatria da FMUSP. Ex-preceptor da Psiquiatria do Hospital das Clínicas da FMUSP (HCFMUSP). Editor Associado do *Brazilian Journal of Psychiatry* (BJP). Editor do livro *Compreendendo o Suicídio* (Manole, 2021). Revisor científico da segunda edição do tratado *Clínica Psiquiátrica* do Instituto de Psiquiatria do HCFMUSP.

Loren Beiram

Graduada em Relações Internacionais pela ESPM. Graduanda em Psicologia pelo Mackenzie. Especialista em Neurociência e Comportamento pela PUC. Membro da Associação Brasileira de Psicologia Baseada em Evidências (ABPBE).

Marcus Vinicius Zanetti

Médico Psiquiatra e Doutor em Ciências pela Faculdade de Medicina da Universidade de São Paulo. Docente da Faculdade de Ciências da Saúde do Hospital Sírio-Libanês.

A Medicina é uma área do conhecimento em constante evolução. Os protocolos de segurança devem ser seguidos, porém novas pesquisas e testes clínicos podem merecer análises e revisões, inclusive de regulação, normas técnicas e regras do órgão de classe, como códigos de ética, aplicáveis à matéria. Alterações em tratamentos medicamentosos ou decorrentes de procedimentos tornam-se necessárias e adequadas. Os leitores, profissionais da saúde que se sirvam desta obra como apoio ao conhecimento, são aconselhados a conferir as informações fornecidas pelo fabricante de cada medicamento a ser administrado, verificando as condições clínicas e de saúde do paciente, dose recomendada, o modo e a duração da administração, bem como as contraindicações e os efeitos adversos. Da mesma forma, são aconselhados a verificar também as informações fornecidas sobre a utilização de equipamentos médicos e/ou a interpretação de seus resultados em respectivos manuais do fabricante. É responsabilidade do médico, com base na sua experiência e na avaliação clínica do paciente e de suas condições de saúde e de eventuais comorbidades, determinar as dosagens e o melhor tratamento aplicável a cada situação. As linhas de pesquisa ou de argumentação do autor, assim como suas opiniões, não são necessariamente as da Editora.

Esta obra serve apenas de apoio complementar a estudantes e à prática médica, mas não substitui a avaliação clínica e de saúde de pacientes, sendo do leitor – estudante ou profissional da saúde – a responsabilidade pelo uso da obra como instrumento complementar à sua experiência e ao seu conhecimento próprio e individual.

Do mesmo modo, foram empregados todos os esforços para garantir a proteção dos direitos de autor envolvidos na obra, inclusive quanto às obras de terceiros e imagens e ilustrações aqui reproduzidas. Caso algum autor se sinta prejudicado, favor entrar em contato com a Editora.

Finalmente, cabe orientar o leitor que a citação de passagens desta obra com o objetivo de debate ou exemplificação ou ainda a reprodução de pequenos trechos desta obra para uso privado, sem intuito comercial e desde que não prejudique a normal exploração da obra, são, por um lado, permitidas pela Lei de Direitos Autorais, art. 46, incisos II e III. Por outro, a mesma Lei de Direitos Autorais, no art. 29, incisos I, VI e VII, proíbe a reprodução parcial ou integral desta obra, sem prévia autorização, para uso coletivo, bem como o compartilhamento indiscriminado de cópias não autorizadas, inclusive em grupos de grande audiência em redes sociais e aplicativos de mensagens instantâneas. Essa prática prejudica a normal exploração da obra pelo seu autor, ameaçando a edição técnica e universitária de livros científicos e didáticos e a produção de novas obras de qualquer autor.

Sumário

Prefácio – Prof. Dr. Euripedes Constantino Miguel..IX

Apresentação XIII

Parte I: Conhecendo o problema

1. Compreendendo a suicidalidade: por que as pessoas se matam?............. 3

2. Mitos sobre suicídio 17

3. O comportamento suicida encoberto 33

4. As pessoas com suicidalidade recorrente..45

5. A influência das redes sociais no pensamento
   e no comportamento suicida..59

6. História de uma paciente (que também pode ser sua)............................69

Parte II: Abordando o problema

7. Tratamento medicamentoso e biológico da suicidalidade 75

8. Tratamentos psicoterápicos empiricamente sustentados
   (ou "que funcionam")..85

9. Estilo de vida e suicídio.. 109

10. Espiritualidade, sentido da vida e razões para viver......................................131

11. Planos de ação práticos para ajudar a reduzir dor emocional,
    aumentar a esperança e prevenir o suicídio 145

12. Considerações finais 191

Índice remissivo 192

Prefácio

Euripedes Constantino Miguel
Professor Titular do Departamento de Psiquiatria da
Faculdade de Medicina da Universidade de São Paulo.
Professor Adjunto da Faculdade de Medicina da
Universidade de Yale.

Anualmente, mais de 700.000 pessoas morrem por suicídio no mundo[1]. Apesar de, ao longo das últimas duas décadas, o número de suicídios ter reduzido na maior parte dos países, o Brasil está na contramão dessa estatística. Contrariando a tendência de queda global, houve um aumento relativo de 57% na taxa de suicídios (por 100.000 habitantes) entre 2000 e 2019[2].

Apesar de os números serem alarmantes, cada um de nós tem uma história em maior ou menor grau afetada pelo suicídio, seja por enfrentar ideações, por estar de luto por alguém que morreu por suicídio, ou por trabalhar na área da saúde e ter contato próximo com a temática. Independentemente do motivo que conecta a sua história ao suicídio, sabemos que é bem provável que você tenha tido contato com alguém que morreu por suicídio ou que morrerá por suicídio.

Infelizmente, não é em igual proporção que falamos sobre o fenômeno. Ou seja, apesar de se apresentar em números alarmantes, o suicídio ainda permanece um tema apartado dos debates públicos, mantido em segredo e associado a sentimentos de vergonha em tantas famílias.

Apesar de vivermos a era da comunicação, sabemos que muitos encontram entraves enormes para comunicar as dores que sentem. E isso não é à toa, a prevenção do suicídio não tem sido abordada de forma adequada devido à falta de consciência de que o suicídio figura como um importante problema de saúde pública e ao consequente tabu em muitas sociedades de discuti-lo abertamente. Um fato que ilustra tal cenário é que, até o momento, poucos países incluíram a prevenção do suicídio entre as suas prioridades de saúde pública e apenas 38 países declaram ter uma estratégia nacional de prevenção do suicídio[1]. Por outro lado, mesmo diante destas estratégias, faltam estudos testando a sua eficácia e, diante da complexidade do tema e das suas origens, há um espaço enorme, além de uma necessidade premente, de novas intervenções testadas quanto a sua efetividade e que possam ser generalizadas para diferentes contextos e culturas.

O estigma acerca de transtornos psiquiátricos e suicídio é um problema porque muitas vezes impedem que muitas pessoas que pensam em tirar a própria vida ou que tentaram o suicídio procurem ajuda e, portanto, acabam não recebendo a ajuda adequada.

Apesar de vivermos a era da informação, ou, talvez, justamente por isso, é difícil filtrar o que se diz sobre suicídio, sobretudo quando se buscam informações embasadas em dados confiáveis. Diante destas informações, que abundam, é muitas vezes difícil separar informações baseadas em evidência daquelas especulativas sem bases científicas. *Cansei de Viver, e Agora?* é uma obra indispensável para "separar o joio do trigo" no vasto campo da suicidalidade a partir da visão crítica dos maiores experts nesta área.

Além disso, os autores deste livro fizeram um esforço sistemático para colocar em pauta essa temática, contrariando a espiral do silêncio que ronda o tema. Mais especificamente, nos seus diversos capítulos, o livro oferece uma abordagem abrangente e perspicaz sobre o fenômeno da suicidalidade. Na primeira parte, o leitor é introduzido ao universo da suicidalidade, desmistificando mitos, explorando comportamentos encobertos e a prevalência da suicidalidade recorrente. A discussão sobre a influência das redes sociais no pensamento e comportamento suicida é especialmente atual e relevante, complementada pelo relato de uma paciente que oferece uma visão íntima e pessoal sobre a questão. Na segunda parte, o foco se volta para as diversas abordagens terapêuticas e práticas que podem ajudar aqueles que lidam com pensamentos suicidas. Desde tratamentos medicamentosos e psicoterápicos até a influência do estilo de vida, espiritualidade e a busca por um propósito de vida, o livro fornece uma variedade de ferramentas práticas para reduzir a dor emocional, reacender a esperança e prevenir o suicídio.

Acredito que seja crucial trazer luz para o tema, para melhor compreendermos o suicídio, por meio da promoção de debates embasados, que permitam o aumento da conscientização da sociedade e, fortuitamente, contribuam para a diminuição desses casos.

Cansei de Viver, e Agora? é um guia acessível para ajudá-lo a atingir uma compreensão mais acurada sobre a temática do suicídio e sobre si mesmo, já que os autores oferecem não só um mapa para o entendimento do fenômeno e para a autodescoberta, como também estratégias práticas que o leitor pode implementar, caso ele se sinta atravessado por tais pensamentos.

Cabe ao leitor dispor-se a avançar na leitura e explorar as ferramentas propostas para esse tão importante processo de observar empaticamente e com compaixão – tanto seus próprios pensamentos, comportamentos e sentimentos, quanto aqueles que te cercam e podem precisar da sua ajuda.

É na expectativa de que o livro lhe seja, em igual proporção, uma fonte de conhecimento e uma fonte de alento e esperança de mudança, que prefacio esta nova obra.

REFERÊNCIAS

1. World Health Organization. Suicide. Disponível em: https://www.who.int/news-room/fact-sheets/detail/suicide
2. Damiano RF, Beiram L, Fernandes BB, Hoffmann M, Moreira-Almeida A, Rück C, et al. Associations between a Brazilian suicide awareness campaign and suicide trends from 2000 to 2019: joinpoint and regression discontinuity analysis. Disponível em: https://papers.ssrn.com/sol3/papers.cfm?abstract_id=4558616

Apresentação

> "Se você pudesse ler a história secreta de cada pessoa,
> veria uma tragédia e uma grande luta."
> **Autor desconhecido**

Havia um homem chamado Luís (pseudônimo), cuja vida parecia uma intrincada teia de emoções e desafios. Desde tenra idade, ele enfrentou o amargo sabor do *bullying* na escola. O medo do julgamento alheio deixou marcas profundas em sua alma sensível, moldando sua perspectiva de mundo. Ao longo dos anos, Luís encontrou um refúgio em sua família amorosa e de apoio. Eles eram o pilar que o sustentava durante as tempestades e celebrava com ele as vitórias. Apesar do *bullying*, sempre teve muitos amigos e interações amorosas, que o davam sentido, acolhimento e propósito em todas as escolhas de sua vida.

Durante toda a sua infância teve poucos sintomas do ponto de vista psiquiátrico, apresentando apenas alguns tiques motores leves, pequenas contrações musculares que o acompanhavam como sombras silenciosas. Porém ao longo dos anos a mente de Luís se tornou um labirinto complexo, onde se escondiam os sintomas obsessivo-compulsivos. Era como se um pequeno ditador interior ditasse regras estranhas. Ele tocava em ambos os lados do corpo para buscar simetria, além de diversas superstições que o cercavam, especialmente em relação ao número três e até mesmo à sua "cueca da sorte". O peso desses rituais era uma carga que ele carregava, um fardo difícil de compartilhar com os outros.

Após um período de sua idade adulta os sintomas depressivos também encontraram abrigo em sua mente inquieta. Luís experimentou a perda do prazer em atividades que costumava adorar. O exercício, o cinema e tudo o mais tornaram-se meros fragmentos do passado, exceto uma atividade que o mantinha vivo: escrever. A escrita era seu refúgio, um oásis de prazer em um deserto de desânimo. A energia parecia escassa, dificultando a interação com o mundo exterior. A vontade de responder a mensagens ou assistir a TV diminuíra consideravelmente. Até mesmo a intimidade com sua namorada (a qual se mostrou a grande parceira de sua vida, sendo seu apoio mais importante e fiel) começou a se desvanecer, enquanto os sintomas depressivos apagavam sua chama. Nos momentos mais tristes, ele pensava em morrer.

Com o tempo o transtorno obsessivo-compulsivo dominava seus pensamentos, alimentando a culpa e o medo do pecado. Em sua mente, ele rezava incessantemente, buscando expiar os pecados imaginários. Superstições o envolviam como uma teia, dominando cada vez mais sua alegria de viver. Além disso, Luís não podia ignorar a angústia persistente que o acompanhava, impedindo-o de aproveitar prazeres simples como saborear uma comida apetitosa. Viajar, um dos maiores prazeres dele, tornou-se uma obrigação, assim como todas as suas atividades. As férias que ele teve fora do país poderiam ter sido experiências enriquecedoras, mas foram ofuscadas pelos sintomas que o aprisionavam. Dormir por longas horas foi uma forma de escapar do turbilhão interno que o afligia, e a oportunidade de explorar os encantos dessas cidades se perdeu em meio à escuridão de sua mente.

Luís tentou diversas abordagens para enfrentar seus tormentos. Buscou tratamentos com antidepressivos, adjuvantes e outras terapias, mas os resultados não foram satisfatórios. Ainda assim, ele persistia em sua busca por alívio e uma vida mais plena. Embora seja difícil para ele compartilhar sua história, Luís sabia que reconhecer suas lutas é um passo importante para encontrar luz no meio da escuridão. Ele esteve determinado a continuar em busca de ajuda profissional, com o apoio incondicional de sua família e com o amor que sente por sua namorada como forças motrizes.

Ao longo do tempo e com a ajuda de profissionais competentes e responsáveis, Luís começou a redescobrir sua alegria de viver. Nada foi um milagre, mas a união de terapêuticas medicamentosas, não medicamentosas e mudanças no estilo de vida foram essenciais na redescoberta dos prazeres de sua vida. A espiritualidade, força motriz na busca de seu sentido, também foi ponto importante de mudança. A despeito de tudo, Luís se deu conta de que não existe felicidade sozinho. Cuidar dos outros é a melhor forma de abrirmos em nossa mente um espaço para que a alegria de viver refloresça e, assim, que a felicidade dos outros reflita como nossa própria felicidade.

Está é a história de Luís, mas também poderia ser sua, ou de qualquer pessoa que você ama. Por meio dela convidamos você, nosso leitor, a imergir conosco no mundo do estudo da suicidologia e, principalmente, da atenção e do cuidado ao sofrimento humano. Que assim, da mesma forma que nós, possa redescobrir e auxiliar as pessoas próximas a redescobrirem o amor e a alegria de viver.

Com carinho,
Autores

Parte I

Conhecendo o problema

1

Compreendendo a suicidalidade: por que as pessoas se matam?

"Só há um problema filosófico verdadeiramente sério: é o suicídio. Julgar se a vida merece ou não ser vivida, é responder a uma questão fundamental de filosofia. O resto, se o mundo tem três dimensões, se o espírito tem nove ou doze categorias, vem depois. São apenas jogos; primeiro é necessário responder."
Albert Camus, O mito de Sísifo

Se você chegou até nosso livro, é provável que compactue com a indagação levantada por Camus e tantos outros filósofos. Talvez seja porque você tem ideações ou já tenha tentado suicídio, talvez porque você perdeu alguém para o suicídio ou está acompanhando alguém que enfrenta esse desafio. Seja qual for o contexto, nosso objetivo primordial com este livro é tentar ajudá-lo a compreender melhor esse fenômeno e, quem sabe, de algum jeito, ajudá-lo a construir essa narrativa sobre a superação do suicídio. Para começar, entendemos que nosso primeiro desafio é definir o suicídio e o que chamamos suicidalidade.

A compreensão da suicidalidade como um fenômeno psicopatológico multifacetado tem evoluído significativamente ao longo dos anos[1]. É possível definir suicidalidade de modo abrangente, como o espectro de pensamentos e comportamentos que se iniciam com questionamentos sobre vida valer a pena ser vivida até o triste fenômeno do suicídio[2]. Tradicionalmente associada a transtornos mentais, em especial os de humor, a suicidalidade vem revelando características únicas que a destacam como uma entidade distinta e complexa[3,4]. Entendê-la dessa forma melhora nossa compreensão e aumenta a acurácia das intervenções que visam a prevenção do suicídio. Em outras palavras, acredita-se que a busca por informações atualizadas e cientificamente embasadas ajudará a entender pensamentos e comportamentos suicidas como manifestações que merecem uma atenção especial da sociedade como um todo. Infelizmente, o suicídio ainda é um grande tabu, assim como o câncer já foi um dia, e era inclusive referido por "aquela doença 'C'", já que as pessoas temiam até mesmo pronunciar a palavra em voz alta.

Descobertas de genética, de neuroimagem e clínica têm reforçado a noção de que a suicidalidade não deve ser meramente vista como consequência dos transtornos mentais, mas sim como entidade autônoma[3,4]. Contudo, isso não exclui a importância de se continuar atento ao tratamento dos transtornos psiquiátricos, já que há ferramentas muito bem consolidadas para lidar com eles e considerando que há grande correlação entre ideações e comportamentos suicidas e esses transtornos. Os indivíduos com depressão, por exemplo, apresentam oito vezes mais chances de cometerem suicídio[5]. Isso será mais bem detalhado nos parágrafos subsequentes.

Além disso, a emergência de critérios diagnósticos específicos, como o distúrbio afetivo suicida agudo e a síndrome da crise suicida, proposta por alguns autores, assim como o transtorno do comportamento suicida, ilustra a crescente tendência em separar a suicidalidade de outros transtornos psiquiátricos[6,7]. Essa movimentação, na área da saúde, de conceder cada vez mais atenção ao suicídio, parece um motivo de otimismo, porque se espera a produção cada vez maior de dados e informações de qualidade para o tratamento do tema de forma embasada e responsável, podendo, inclusive, combater mitos, desinformações e estigmas tão frequentes que perpassam o tema do suicídio[8].

Um dos argumentos que sustenta essa distinção é a descrição clínica diferenciada da suicidalidade. Além dos sintomas, fatores epidemiológicos como idade, sexo e gatilhos específicos contribuem para uma compreensão mais holística desse fenômeno. Enquanto transtornos mentais têm características próprias, a suicidalidade engloba um espectro que vai desde fatores sociais e distais até fatores proximais que culminam no comportamento suicida[9,10]. Outro ponto crucial é a delimitação da suicidalidade de outros transtornos mentais. Embora muitos indivíduos com doenças mentais apresentem ideação suicida, nem todos os que enfrentam transtornos mentais se engajam em comportamento suicida[11]. Isso sugere que a base neurobiológica e psicopatológica da suicidalidade pode ser distinta daquela de outros transtornos; fato confirmado por diversos estudos genéticos, neuroimagem e de biomarcadores[12-14].

Em suma, a visão em evolução da suicidalidade como um diagnóstico independente traz implicações significativas para a pesquisa, a prevenção e o tratamento. Reconhecer a complexidade única da suicidalidade pode levar a abordagens terapêuticas mais personalizadas, intervenções preventivas mais direcionadas e uma compreensão mais profunda dos fenótipos envolvidos. Assim como esses esforços na comunidade científicas têm sido feitos, o intento deste livro é trazer essas informações em uma linguagem acessível para que seja possível transpor esse conhecimento em ações, partindo da premissa de que aprender é mudar de comportamento. Espera-se contribuir para sua aprendizagem sobre o fenômeno e, quem sabe, para a construção de novos significados e caminhos para sua história e daqueles que o cercam.

MODELOS DA SUICIDALIDADE

Há diversos modelos teóricos que se prestam a compreender melhor como e sob quais circunstâncias as ideações e os comportamentos suicidas se manifestam, sendo alguns destacados por serem empiricamente sustentados, ou seja, baseados em evidências científicas robustas. A seguir serão apresentados alguns deles.

Interpersonal Theory of Suicide (IPT) ou Teoria Interpessoal do Suicídio[15]

Desenvolvida por Thomas Joiner, a IPT destaca a importância de três fatores interligados: a sensação de ser um fardo para os outros, a alienação social e a capacidade percebida para o ato suicida. A teoria postula que a combinação desses fatores pode levar a um estado de desesperança e a um desejo de morrer. A IPT oferece uma perspectiva abrangente ao destacar as relações interpessoais, o isolamento e o senso de pertencimento como componentes centrais na compreensão das vulnerabilidades suicidas, proporcionando *insights* valiosos para orientar intervenções preventivas e estratégias de apoio.

Integrated Motivational-Volitional Model of Suicidal Behaviour (IMV) ou Modelo Integrado Volitivo-Motivacional do Comportamento Suicida[16]

Desenvolvido por Rory O'Connor, esse modelo combina fatores motivacionais, que abrangem o desejo de escapar da dor psicológica, com fatores volitivos, que envolvem o planejamento e a execução de uma tentativa de suicídio. O modelo IMV enfatiza a importância da pertença frustrada, do sentimento de ser um fardo, da falta de esperança e da capacidade para o suicídio como principais impulsionadores motivacionais. Além disso, destaca a importância da transição entre pensamentos suicidas e tentativas reais, incorporando aspectos como déficits de resolução de problemas e redução do medo da morte.

Three-Step Theory (3ST) ou Teoria dos Três Passos[17]

A teoria centra-se em quatro principais constructos: a dor, a desesperança, o senso de conectividade e a capacidade para o suicídio. Para tentar explicar como o desejo suicida se forma em um primeiro momento e evolui, em alguns casos, para tentativas de suicídio, divide-se a teoria em três passos (Figura 1). Em um primeiro momento, parte-se da premissa de que a combinação de uma dor intensa, seja física seja emocional, acrescida de pensamentos desesperançosos, culmina em um desejo suicida. O desejo suicida, por sua vez, na maior parte dos casos, manifesta-se de maneira moderada. Alguns dados demonstram que o desejo é mais frequentemente experimentada como suave ou moderado, e menos frequentemente como severo[18,19]. Isso nos leva à pergunta: sob quais condições se intensifica o desejo suicida?

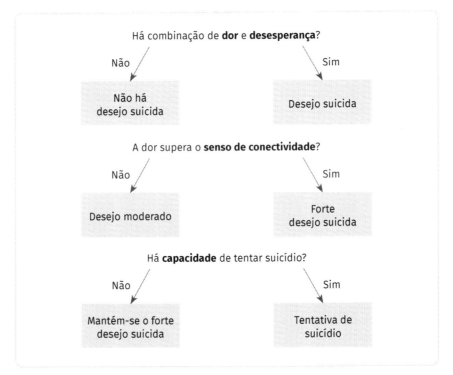

FIGURA 1 Teoria dos Três Passos.
Fonte: elaborada pelos autores com base na tradução e adaptação para BR-PT de Klonsky, Pachkowski et al., 2021[17].

De acordo com a teoria, aumenta-se a intensidade do desejo suicida se essa dor exceder o sentimento de conectividade ou de pertencimento. Esse conceito é amplo e engloba tanto o pertencimento social, quanto a sensação de vinculação espiritual ou um propósito profissional, por exemplo. A etapa 3 aborda as condições sob as quais um forte desejo suicida, que foi intensificado na etapa anterior, progride para uma tentativa de suicídio potencialmente letal. A literatura científica nos indica que a maioria das pessoas com desejo suicida não tenta suicídio, o que leva à próxima pergunta: sob quais condições ocorrem as tentativas de suicídio?

Ainda de acordo com essa proposta, o forte desejo suicida progride para tentativas de suicídio se houver capacidade para o comportamento suicida. A ideia de capacidade também é ampla, englobando desde fatores biológicos, como fatores temperamentais, de personalidade e genéticos que podem fazer o sujeito ter menor aversão aos ferimentos autoinfligidos ou à morte, além de fatores de aprendizagem, como experiências prévias que fizeram a pessoa se habituar à dor, aos ferimentos ou à morte, como história de autolesão ou até exercício de algumas profissões, como soldados ou profissionais de saúde. Por fim, a ideia de capacidade também envolve o acesso a conhecimento sobre meios letais e o acesso físico a eles, como a disposição de um carro para dirigir perigosamente, no caso do pensamento suicida encoberto.

Modelo biopsicossocial[20,21]

Por fim, o modelo biopsicossocial é apresentado (Figura 2). Não há uma pessoa a que se possa creditar a aplicação do modelo biopsicossocial para a suicidalidade. O modelo biopsicossocial de risco de suicídio fornece uma perspectiva holística que examina os variados fatores interligados que podem contribuir para o aumento do risco de suicídio. Esse modelo reconhece que o fenômeno do suicídio é intrinsecamente complexo, resultado da interação dinâmica entre múltiplos componentes, abrangendo desde fatores sociológicos e demográficos até elementos biológicos e psicológicos. Cada componente age em conjunto, gerando uma teia de influências que moldam a vulnerabilidade de um indivíduo ao comportamento suicida.

Os fatores sociológicos desempenham papel fundamental ao contextualizar a experiência humana dentro de determinada sociedade e cultura. Padrões culturais e normas sociais podem afetar a percepção de pertencimento e o senso de significado na vida. Além disso, questões demográficas, como idade e gênero, têm sido associadas a diferentes padrões de ideações suicidas e comportamentos, com grupos específicos enfrentando riscos distintos. O entendimento dessas

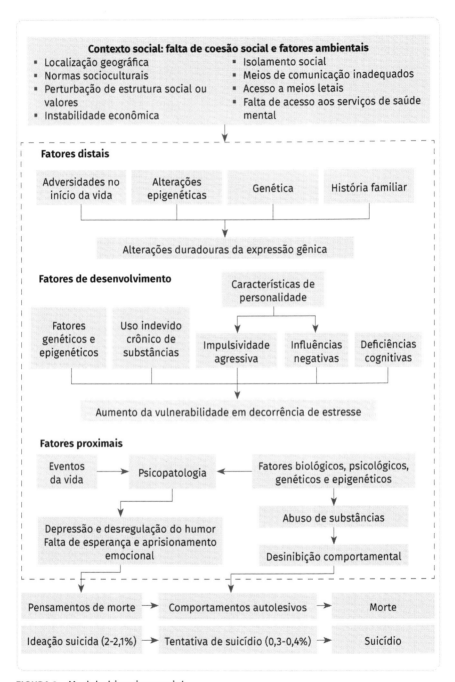

FIGURA 2 Modelo biopsicossocial.
Fonte: De Turecki, 2019[10].

influências sociológicas é vital para reconhecer como fatores externos podem moldar a experiência emocional e os pensamentos de uma pessoa.

Os aspectos econômicos e ambientais também têm papel crucial no risco de suicídio. A exposição a adversidades econômicas, como desemprego prolongado ou dificuldades financeiras, pode aumentar o estresse psicológico e diminuir o acesso a recursos de apoio. Além disso, a vivência de eventos traumáticos, como abuso ou perda de entes queridos, pode desencadear emoções negativas e sentimentos de desesperança. O contexto ambiental, incluindo acesso a serviços de saúde mental e suporte social, influencia diretamente a capacidade de enfrentamento de um indivíduo diante de desafios.

No nível individual, fatores biológicos, históricos e psicológicos se entrelaçam para moldar a disposição de alguém ao comportamento suicida. A predisposição genética pode aumentar a suscetibilidade a transtornos mentais, como depressão e ansiedade, que frequentemente estão associados ao risco de suicídio. Experiências passadas, como história de abuso, podem deixar cicatrizes emocionais profundas, contribuindo para sentimentos de desesperança e desamparo. A presença de transtornos comportamentais, abuso de substâncias e psicopatologia pode complicar ainda mais a dinâmica, tornando a regulação emocional e a tomada de decisões mais desafiadoras.

O modelo também enfatiza as interações entre esses fatores, reconhecendo que eles não operam de maneira isolada. Uma história de abuso durante a infância, por exemplo, pode influenciar a resposta de um indivíduo a eventos traumáticos na idade adulta. A combinação de fatores genéticos e exposição a estressores ambientais pode resultar em mudanças neurobiológicas que afetam a regulação do humor e a impulsividade.

A convergência dessas influências cria um ambiente complexo no qual os comportamentos suicidas podem se manifestar. A desinibição comportamental (p. ex., a impulsividade) decorrente da interação entre fatores genéticos e experiências passadas pode se entrelaçar com sentimentos de desesperança e aprisionamento emocional, amplificando ideações suicidas. Esse modelo biopsicossocial oferece uma abordagem abrangente para entender o suicídio como um fenômeno multifacetado e multidimensional, indo além de explicações superficiais. Não raro, na mídia ou em comunicações cotidianas, percebe-se o ímpeto de atribuir uma causa única a mortes por suicídio, por exemplo, atrelando a situações recentes na vida da pessoa, como divórcio, falecimento de um ente querido, falência de uma empresa ou quaisquer adversidades objetivas. Contudo, esses modelos ajudam a entender que existe por trás da manifestação das ideações e do comportamento suicida uma trama complexa de fatores que não pode ser desconsiderada, não sendo correto se incorrer nessas simplificações ou explicações causais diretas.

A aplicação desse modelo é respaldada por pesquisas que exploram dados de ideações suicidas e tentativas de suicídio em diferentes contextos, confirmando a interconexão complexa entre esses fatores. Essas conclusões ressaltam a importância de estratégias de prevenção e intervenção que considerem a complexidade das influências envolvidas e sejam adaptadas a cada contexto individual e sociocultural. Compreender o suicídio como resultado de um intrincado sistema de fatores é essencial para abordar essa questão de maneira eficaz e compassiva.

EPIDEMIOLOGIA DO SUICÍDIO

Segundo dados recentes, cerca de 750 mil pessoas se suicidam todos os anos, o que gera uma taxa de 9 pessoas por 100 mil habitantes[22]. Essa taxa varia muito de país para país, com taxas mais baixas no Oriente Médio e em algumas partes da América do Sul e Central, enquanto significativamente mais altas nos países da Europa Oriental, na Rússia, na Índia e na Coreia do Sul (Figura 3). No Brasil as taxas de suicídio se mostram preocupantes. Enquanto no mundo houve uma tendência de diminuição de 30% no século XXI, no Brasil há uma tendência preocupante de aumento dessas taxas de cerca de 35% no mesmo período[23,24]. Vale ressaltar também que a maioria dos suicídios e tentativas ocorre em países de baixa e média renda, onde os recursos para tratamento muitas vezes são limitados. Vários fatores contribuem para essas diferenças, incluindo variações na precisão da notificação de suicídios, aceitação cultural do suicídio, acesso a métodos letais e proibições religiosas ou culturais. Esses fatores complexos estão entrelaçados e podem ser influenciados pelo *status* econômico, pela diversidade étnica e por crenças religiosas de cada país.

Com base nos dados de pesquisas de autorrelatos, a Organização Mundial da Saúde (OMS) estima que, para cada morte por suicídio, cerca de 20 pessoas tentam cometer suicídio[23,24]. Essa proporção varia de país para país em razão da letalidade dos métodos de suicídio mais comuns. Embora as tentativas de suicídio atinjam seu pico entre indivíduos de 18 a 34 anos, as taxas mais baixas de mortalidade por suicídio são observadas em pessoas com menos de 15 anos, enquanto as taxas mais altas são geralmente encontradas em indivíduos com mais de 70 anos. No entanto, esses padrões podem variar regionalmente; alguns países de alta renda exibem um segundo pico de taxas de suicídio entre pessoas de 45 a 60 anos. Embora as taxas de tentativas de suicídio sejam geralmente mais altas entre as mulheres, as taxas globais de suicídio são desproporcionalmente elevadas em homens, por causa da tendência deles em preferir métodos mais letais e à relutância em buscar ajuda[25]. Essa relutância também está ligada a práticas culturais que estereotipam os homens como pessoas que devem ser imunes a sentimentos, o que revela a importância de se falar abertamente sobre emoções,

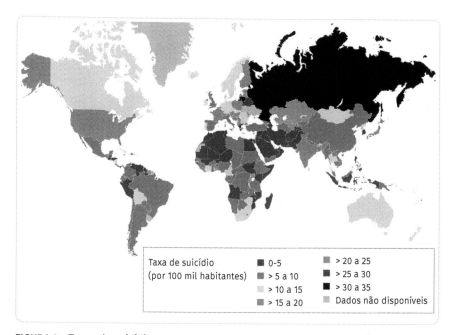

FIGURA 3 Taxas de suicídio.
Fonte: Turecki, 2019[10]; World Health Organization, 2018[38].

pensamentos e sentimentos, inclusive os que são tidos como tabus, como são as ideações suicidas. Sabe-se que enfrentar esses pensamentos e sentimentos não é uma tarefa fácil, e falar sobre eles pode ser ainda mais desafiador, mas não há nada de errado em compartilhá-los.

As ideações suicidas superam significativamente os comportamentos suicidas efetivos. A prevalência ao longo da vida de pensamentos suicidas e planos pode variar substancialmente, dependendo de como são definidos e avaliados. Em certas pesquisas mundiais de saúde mental, a prevalência ao longo da vida de pensamentos suicidas foi de 9,2%, com planos de agir sobre esses pensamentos relatados em 3,1%. A disposição das pessoas para divulgar seus pensamentos ou suas ações pode também ser influenciada por fatores como crenças religiosas, estigma e métodos de coleta de dados, que podem variar de questionários de autorrelato a registros de internação hospitalar.

SUICÍDIO E TRANSTORNOS MENTAIS

As doenças mentais desempenham papel crucial no contexto do suicídio[26]. A proporção de pessoas com doenças mentais no momento de seu suicídio varia, estimando-se cerca de 90% na América do Norte e 30 a 70% no leste asiático. Embora esses distúrbios possam ser identificados retrospectivamente por meio de métodos de autópsia psicológica, nem sempre são diagnosticados ou tratados antes do suicídio, representando uma área modificável do risco de suicídio. Surpreendentemente, mesmo em países com serviços de saúde mental acessíveis, apenas cerca de 25% das pessoas que morrem por suicídio estiveram em contato com esses serviços[27].

Os transtornos psiquiátricos mais comuns em pessoas que morrem por suicídio incluem transtornos de humor (variando de 32 a 48%), transtornos por uso de substâncias (variando de 18 a 40%), transtornos de personalidade (variando de 13 a 17%) e esquizofrenia (variando de 4 a 24%)[26]. Outro dado interessante e apresentado na Tabela 1 são as taxas estimadas de risco de suicídio nos pacientes portadores de transtornos mentais quando comparados à população geral.

Outro ponto importante a ser considerado são as características agressivas e impulsivas da personalidade que permeiam todos os diferentes diagnósticos e que podem influenciar a ideação e o comportamento suicida[28]. Além disso, doenças físicas e mentais simultâneas, como distúrbios do sistema nervoso e psiquiátricos, doenças inflamatórias e dor crônica, contribuem para o risco de suicídio[29]. Outro ponto importante a ser considerado são os problemas de sono. A diminuição do tempo de sono, insônia e pesadelos têm sido relacionados ao risco de comportamento suicida[30,31]. Por isso muitos protocolos de tratamento para essa demanda incluem propostas de higiene do sono e controle dos estímulos para ajudar as pessoas a terem melhores hábitos noturnos e, consequentemente, de sono.

Importante enfatizar que, embora os transtornos mentais e de personalidade estejam fortemente associados ao suicídio, o entendimento da suicidalidade deve ser mais amplo, como enfatizado anteriormente. A amplitude do entendimento aumenta a acurácia de estratégias de prevenção, como dissecadas a seguir.

TABELA 1 Risco estimado de suicídio

Transtorno	Ambos os sexos	Homens	Mulheres
Transtornos depressivos	7,64 [4,3-13,58]	7,78 [4,34-13,93]	7,51 [4,18-13,51]
Distimia	4,11 [2,09-8,09]	4,18 [2,12-8,26]	4,04 [2,02-8,06]
Transtornos de ansiedade	4,89 [2,76-8,69]	4,98 [2,78-8,91]	4,81 [2,68-8,64]
Transtorno afetivo bipolar	6,05 [3,38-10,83]	6,15 [3,4-11,13]	5,94 [3,29-10,75]
Esquizofrenia	5,98 [3,33-10,72]	6,09 [3,73-10,98]	5,88 [3,24-10,66]

Fonte: adaptada de Moitra et al., 2021[39].

PREVENINDO O SUICÍDIO

Pode-se dividir a prevenção em universal, seletivas e indicadas[32]. As intervenções de caráter universal se propõem a influenciar positivamente os fatores de risco e os elementos protetores em toda a população, sem se ater a grupos específicos. Normalmente, essas intervenções afetam o contexto social ou fomentam a resiliência nos indivíduos, tendo como alvo os fatores de risco sem a necessidade de identificar indivíduos portadores desses fatores. Um exemplo é representado por várias iniciativas de natureza universal que visam o acesso aos meios letais como elemento de risco ligado ao suicídio, sem identificar explicitamente quais acessos poderiam representar ameaça[33]. Exemplos de esforços desse tipo englobam proibição de pesticidas, retirada do mercado de medicamentos associados ao suicídio, remoção de carvão de pontos de venda, restrição da posse e do porte de armas, colocação de portas em metrôs, bem como a colocação de barreiras em pontes e penhascos.

Outros casos de intervenções universais reconhecem o papel influente desempenhado pela mídia; diversos países e organizações elaboraram orientações direcionadas a jornalistas com o intuito de promover a divulgação responsável de informações acerca do suicídio nos meios de comunicação, cientes de que representações midiáticas do ato, por exemplo, aquelas que romantizam o falecimento, podem incitar comportamentos imitativos[34]. Outras instâncias de intervenções universais ocorrem em contextos específicos e, em geral, buscam promover a conscientização sobre o suicídio e suas formas de prevenção. Um local importante de intervenção é nas escolas, onde os jovens são educados sobre sofrimento mental, além de estratégias positivas para prevenção dos transtornos mentais[35].

As intervenções seletivas têm como alvo subgrupos que apresentam fatores de risco que os predispõem a pensamentos ou ações suicidas (por exemplo, pacientes portadores de transtornos mentais), embora não manifestem esses comportamentos no momento. Muitas vezes, essas intervenções seletivas abordam de forma direta ou indireta indivíduos com diagnósticos de distúrbios psiquiátricos[36]. Outras abordagens seletivas concentram-se em indivíduos com fatores de risco de ordem socioeconômica, ambiental ou contextual para o suicídio, incluindo vítimas de *bullying* ou de isolamento social[37]. Intervenções indicadas têm por público indivíduos que já começaram a manifestar pensamentos ou comportamentos suicidas, identificados mediante programas de triagem ou por meio de apresentação clínica. Essas abordagens serão mais bem detalhadas nos capítulos a seguir.

O capítulo nos convida a uma profunda reflexão sobre a complexidade da suicidalidade e sobre a importância de estender uma mão amiga, tanto a nós mesmos quanto aos que nos rodeiam. Ao mergulhar nesse entendimento, somos lembrados de que cuidar de nossa saúde mental e emocional é um ato de extrema importância. Da mesma forma, o ato de estender apoio a alguém que está enfrentando desafios mentais pode fazer uma diferença significativa em suas vidas. Nesse sentido, é vital lembrar que compreender a suicidalidade vai além de modelos teóricos e estatísticas. É um chamado à ação, à empatia e à responsabilidade compartilhada. Afinal, cada gesto de cuidado e compreensão pode ser uma luz na escuridão, e juntos, é possível construir uma rede de apoio que ajuda a superar esse tabu e a transformar vidas. Portanto, o desafio agora é não apenas absorver essas informações, mas também aplicá-las, buscando o bem-estar de todos à nossa volta, bem como o nosso próprio.

REFERÊNCIAS

1. Damiano RF, Luciano AC, da Cruz IDG Tavares H. Compreendendo o suicídio. v.1. Santana de Parnaíba: Manole; 2021.
2. Giddens J, Sheehan D. A Classification of Suicidality Disorders Phenotypes (12 Phenotype Version). 2017.
3. Oquendo MA, Baca-Garcia E. Suicidal behavior disorder as a diagnostic entity in the DSM-5 classification system: advantages outweigh limitations. World Psychiatry. 2014;13(2): 128-30.
4. Oquendo MA, Baca-Garcia E, Mann JJ, Giner J. Issues for DSM-V: suicidal behavior as a separate diagnosis on a separate axis. Am J Psychiatry. 2008;165(11):1383-4.
5. Moitra M, Santomauro D, Degenhardt L, Collins PY, Whiteford H, Vos T, et al. Estimating the risk of suicide associated with mental disorders: A systematic review and meta-regression analysis. J Psychiatr Res. 2021;137:242-9.
6. Mann JJ, Rizk MM. A brain-centric model of suicidal behavior. Am J Psychiatry. 2020;177(10), 902-16.
7. Schuck A, Calati R, Barzilay S, Bloch-Elkouby S, Galynker I. Suicide crisis syndrome: a review of supporting evidence for a new suicide-specific diagnosis. Behav Sci Law. 2019;37(3):223-39.
8. Carpiniello B, Pinna F. The reciprocal relationship between suicidality and stigma. Front Psychiatry. 2017;8:35.
9. Turecki G, Brent DA. Suicide and suicidal behaviour. Lancet. 2016;387(10024):1227-39.
10. Turecki G, Brent DA, Gunnell D, O'Connor RC, Oquendo MA, Pirkis J, et al. Suicide and suicide risk. Nature Reviews Disease Primers. 2019;5(1):74.
11. Bertolote JM, Fleischmann A, De Leo D, Wasserman D. Psychiatric diagnoses and suicide: revisiting the evidence. Crisis. 2004;25(4):147-55.
12. Bondy B, Buettner A, Zill P. Genetics of suicide. Mol Psychiatry. 2006;11(4):336-51.
13. Schmaal L, van Harmelen AL, Chatzi V, Lippard ETC, Toenders YJ, Averill LA, et al. Blumberg HP. Imaging suicidal thoughts and behaviors: a comprehensive review of 2 decades of neuroimaging studies. Molecular Psychiatry. 2020;25(2):408-27.
14. Turecki G. The molecular bases of the suicidal brain. Nat Rev Neurosci. 2014;15(12):802-16.
15. Van Orden KA, Witte TK, Cukrowicz KC, Braithwaite SR, Selby EA, Joiner TE Jr. The interpersonal theory of suicide. Psychol Rev. 2010;117(2):575-600.

16. O'Connor RC, Kirtley OJ. The integrated motivational-volitional model of suicidal behaviour. Philos Trans R Soc Lond B Biol Sci. 2018;373(1754).
17. Klonsky ED, Pachkowski MC, Shahnaz A, May AM. The three-step theory of suicide: Description, evidence, and some useful points of clarification. Prev Med. 2021;152:106549.
18. Kleiman EM, Turner BJ, Fedor S, Beale EE, Huffman JC, Nock MK. Examination of real-time fluctuations in suicidal ideation and its risk factors: Results from two ecological momentary assessment studies. J Abnorm Psychol. 2017;126(6):726-38.
19. Nock MK, Borges G, Bromet EJ, Alonso J, Angermeyer M, Beautrais A, et al. Cross-national prevalence and risk factors for suicidal ideation, plans and attempts. Br J Psychiatry. 2008;192(2):98-105.
20. Blumenthal SJ, Kupfer DJ. Overview of early detection and treatment strategies for suicidal behavior in young people. J Youth Adolesc. 1988;17(1):1-23.
21. Engel GL. The clinical application of the biopsychosocial model. Am J Psychiatry. 1980;137(5):535-44.
22. Ilic M, Ilic I. Worldwide suicide mortality trends (2000-2019): a joinpoint regression analysis. World J Psychiatry. 2022;12(8):1044-60.
23. WHO. Preventing suicide: A global imperative. 2014. Disponível em: https://www.who.int/mental_health/suicide-prevention/world_report_2014/en/. Acesso em: 18 set. 2023.
24. World Health Organization (WHO). Global Health Observatory (GHO) Data: Suicide Rates. Geneva: WHO. Disponível em: https://www.who.int/gho/mental_health/suicide_rates/en/. Acesso em: 18 set. 2023.
25. Sagar-Ouriaghli I, Godfrey E, Bridge L, Meade L, Brown JSL. Improving mental health service utilization among men: a systematic review and synthesis of behavior change techniques within interventions targeting help-seeking. Am J Mens Health. 2019;13(3): 1557988319857009.
26. Arsenault-Lapierre G, Kim C, Turecki G. Psychiatric diagnoses in 3275 suicides: a meta-analysis. BMC Psychiatry. 2004;4:37.
27. Kapur N, Ibrahim S, While D, Baird A, Rodway C, Hunt IM, et al. Mental health service changes, organisational factors, and patient suicide in England in 1997-2012: a before-and-after study. Lancet Psychiatry. 2016;3(6):526-34.
28. Turecki G. Dissecting the suicide phenotype: the role of impulsive-aggressive behaviours. J Psychiatry Neurosci. 2005;30(6):398-408.
29. Webb RT, Kontopantelis E, Doran T, Qin P, Creed F, Kapur N. Suicide risk in primary care patients with major physical diseases: a case-control study. Arch Gen Psychiatry. 2012;69(3):256-64.
30. Bernert RA, Joiner TE. Sleep disturbances and suicide risk: a review of the literature. Neuropsychiatr Dis Treat. 2007;3(6):735-43.
31. Bernert RA, Kim JS, Iwata NG, Perlis ML. Sleep disturbances as an evidence-based suicide risk factor. Curr Psychiatry Rep. 2015;17(3):554.
32. Nordentoft M. Crucial elements in suicide prevention strategies. Prog Neuropsychopharmacol Biol Psychiatry. 2011;35(4):848-53.
33. Yip PS, Caine E, Yousuf S, Chang SS, Wu KC, Chen YY. Means restriction for suicide prevention. Lancet. 2012;379(9834):2393-9.
34. Stack S. Media coverage as a risk factor in suicide. J Epidemiol Community Health. 2003;57(4):238.
35. Wasserman D, Hoven CW, Wasserman C, Wall M, Eisenberg R, Hadlaczky G, et al. School-based suicide prevention programmes: the SEYLE cluster-randomised, controlled trial. Lancet. 2015;385(9977):1536-44.

36. Roskar S, Podlesek A, Zorko M, Tavcar R, Dernovsek MZ, Groleger U, et al. Effects of training program on recognition and management of depression and suicide risk evaluation for Slovenian primary-care physicians: follow-up study. Croat Med J. 2010;51(3):237-42.
37. Brunstein Klomek A, Sourander A, Gould M. The association of suicide and bullying in childhood to young adulthood: a review of cross-sectional and longitudinal research findings. Can J Psychiatry. 2010;55(5):282-8.
38. World Health Organization (WHO). World Health Statistics data visualizations dashboard. Noncommunicable diseases and mental health. Data tables. WHO: Geneva: WHO; 2018.
39. Moitra M, Santomauro D, Degenhardt L, Collins PY, Whiteford H, Vos T, Ferrari A. Estimating the risk of suicide associated with mental disorders: A systematic review and meta-regression analysis. J Psychiatr Res. 2021;137:242-9.

2

Mitos sobre suicídio

Existe um raciocínio circular problemático quando se fala sobre suicidalidade e estigma porque, apesar de pensamentos e comportamentos suicidas serem frequentemente estigmatizados, também é verdade que a estigmatização pode aumentar pensamentos e comportamentos suicidas[1]. Em outras palavras, pouco se fala sobre o suicídio, por se tratar de um tabu, e esse tópico permanece como um tabu, também porque pouco se fala e se esclarece sobre ele.

Por isso, apesar de entendermos a complexidade da temática e de termos consciência de que o processo de trazer o tema à luz não é simples, exigindo conhecimento e responsabilidade, o intuito do livro também é disseminar informações a respeito da suicidalidade, visando dirimir esse estigma acerca dos pensamentos, comportamentos e mortes por suicídio, já que ele pode aumentar a manifestação desse fenômeno que traz tanto sofrimento à tona, seja para a pessoa que vivencia, seja para os seus em seu entrono. Inclusive, um mito comumente disseminado na área é o de que cada morte por suicídio gera impacto em seis pessoas que padecerão do luto por suicídio. A seguir será abordada essa questão em pormenores.

Apesar de o suicídio ser um fenômeno globalmente impactante, com mais de 750 mil mortes por suicídio no mundo a cada ano, estimando-se que, a cada morte, há vinte tentativas de suicídio[2,3], até o início do século, prevalecia uma ausência de debates públicos significativos e de debates privados sobre o suicídio, considerando que as únicas entradas que o tema tinha na mídia eram em manchetes sensacionalistas e que, entre as famílias, apesar de o fenômeno, tanto da ideação quanto do comportamento, acometer tantas pessoas, era discutido somente a portas fechadas[4].

Apesar de haver crescente progresso no sentido de colocar a saúde mental em pauta, muitos desses mitos seguem a ser disseminados e acredita-se que, em parte, justamente por conta dessa lógica circular, deva-se manter o tema em sigilo, sob a égide de ser um comportamento moralmente reprovável. Mas se algum fundo de verdade for encontrado na frase "quem morre por suicídio quer eliminar a dor e não a vida", seria injusto, enquanto sociedade, fecharmos os olhos para uma combinação de dor e desesperança tamanha que empurra o sujeito para longe da vida[5].

Independentemente da busca de dados e do alarmante aspecto epidemiológico, sabe-se que cada uma dessas mais de 700 mil mortes gera um impacto incomensurável para as famílias, os amigos e as comunidades que perdem seus entes queridos. Sabe-se, também, que justamente por ser um fenômeno mantido sob sigilo por tanto tempo, além da profunda tristeza pelo processo de luto ou da profunda dor psicológica evolvida na contemplação do suicídio, há muitas dúvidas que pairam sobre as motivações e as causas da suicidalidade.

Uma pergunta muito frequente é "o que será que poderíamos fazer para ter evitado aquele acontecimento?" ou, caso esses pensamentos o acometam, "o que eu poderia fazer para parar de pensar nessas coisas?".

Esperamos trazer alguns esclarecimentos alentadores, porque sabemos que parte da angústia advém do desconhecimento por conta desse estigma, e enxergamos nos avanços em pesquisa um grande potencial contribuitivo para sanar essas dúvidas. Dessa forma, serão abordados, a seguir, alguns dos mitos comuns sobre pensamentos, comportamentos e mortes por suicídio, a começar pelo que foi mencionado há pouco.

"A CADA MORTE POR SUICÍDIO, SEIS PESSOAS SÃO AFETADAS"

Tratando-se de um mito, de uma asserção que nunca teve sua cientificidade comprovada, também é desafiador mapear e precisar sua origem com exatidão. Contudo, é frequente que a informação de que "a cada morte por suicídio, seis pessoas são afetadas" seja repetida, inclusive por profissionais da área de saúde e outros que se prestam a falar a respeito da temática. Suspeita-se que esse dado remonte a Edwin Shneidman, considerado o pai da suicidologia. Na década de 1970, ele teria se baseado nesse número, considerando o tamanho médio de uma família, contudo, não foram encontrados registros formais e empiricamente sustentados para que se pudesse replicar a informação com a devida confiabilidade. Ainda assim, de acordo com Cerel et al.[6], esse dado vem sendo documentado na literatura científica da suicidologia há aproximadamente 30 anos.

Por conta da suspeita de que o dado subestimava o verdadeiro fardo do luto pelo suicídio na sociedade, pesquisadores se engajaram em tentar quantificar

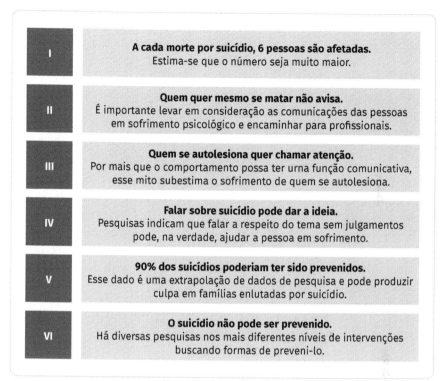

FIGURA 1 Mitos comuns sobre o suicídio.
Fonte: elaborada pelos autores.

qual seria esse impacto. As descobertas recentes têm indicado que esse número é radicalmente maior, em uma estimativa, por exemplo, com base no estudo de Cerel et al.[6], de que 135 pessoas seriam afetadas por cada morte por suicídio. Esse estudo, especificamente, delineia um espectro de diferentes níveis de afetação pela morte por suicídio, podendo o enlutado figurar como "enlutado por suicídio em longo prazo" a "enlutado por suicídio em curto prazo" e "afetado por suicídio" a "exposto ao suicídio". O número também é substancialmente maior porque o dado previamente considerado de seis pessoas levava em consideração apenas a família direta da vítima, enquanto, agora, nas pesquisas mais recentes, entende-se que a exposição à notícia do falecimento de um vizinho, por exemplo, ainda que ele não seja um amigo próximo, pode gerar significativa influência na vida das pessoas. Para equalizar o dado de forma mais fidedigna, se for observado o número de pessoas mais direta e gravemente afetado pelo falecimento por suicídio, a estimativa variará de 15 a 30 pessoas, entendendo que as 135 citadas anteriormente contemplam um espectro de diferentes níveis de contato e enlutamento.

Ainda que possivelmente tenha sido aventado, em uma subestimativa, o número impreciso de seis pessoas, Shneidman realizou um louvável trabalho no campo da suicidologia, chamando a atenção para um conceito até então inédito: o de pósvenção[7], que prevê a necessidade de se ofertar cuidado especial para aqueles que perderam entes por suicídio, considerando que esse grupo está em risco aumentado.

A busca pela atualização desse dado se faz especialmente relevante, porque indica que o trabalho de pósvenção é importante não apenas com uma rede restrita dos familiares enlutados, por exemplo, mas também com essas pessoas que compõem esse *continuum*, que podem ser afetadas em diferentes níveis, mas, ainda assim, experimentarem abalos emocionais, cognitivos e comportamentais significativos diante de uma morte por suicídio.

Se você perdeu alguém por suicídio, se está preocupado com alguém que está enfrentando esse processo ou, até mesmo, se está contemplando essa possibilidade, sabe-se que os desafios que a vida impõe e as emoções e pensamentos avassaladores podem parecer intransponíveis, mas espera-se que este livro contribua com as informações organizadas cuidadosamente.

"QUEM QUER MESMO SE MATAR NÃO AVISA"

Esse mito está atrelado à crença de que quem fala sobre o assunto não está em risco de suicídio, o que é problemático por dois principais motivos que serão explorados a seguir.

O primeiro é que, ao rotular as conversas sobre suicídio e outros sinais de alerta comunicados como um intento de "chamar atenção", corre-se o risco de ignorar um importante pedido de ajuda e assim perder uma janela de oportunidade que pode ser definitiva no sentido de tomar uma decisão de acessar um profissional especializado, por exemplo, que poderá manejar a crise adequadamente.

O segundo é que se ignora a importância de falar a respeito do assunto com quem pode estar em risco, em uma conversa que poderia permitir a identificação, com maior clareza, dos passos a serem dados rumo à prevenção, bem como estratégias de pósvenção, que são de suma importância, conforme mencionado. Além disso, ignorar essa fala é perder a oportunidade de criação de um espaço livre de julgamentos para que a pessoa possa se abrir, nutrindo esse vínculo social que é um fator de proteção importante e combatendo o tabu acerca das conversas sobre suicídio.

Antes desses dois problemas serem abordados, é importante esclarecer a distinção entre fatores de risco e sinais de alerta. Pesquisadores do campo da saúde mental como um todo e da suicidologia em específico têm se empenhado no decorrer das últimas décadas, a fim de delinear quais são os comportamentos que indicariam sinais de alerta para o suicídio. Apesar de apresentar algumas limitações, esse delineamento dos comportamentos de alerta é importante, porque ajuda tanto os indivíduos que enfrentam ideação suicida a observarem os fatos mais objetivamente e, com base nesse diagnóstico da realidade, decidirem se devem buscar ajuda imediatamente, bem como pessoas que observam a seu redor quaisquer pessoas da sua rede com esses comportamentos e, por fim, os profissionais da saúde e os clínicos que trabalham com essas demandas a balizarem sua tomada de decisão.

De acordo com Rudd et al.[8], há sinais de alerta diante dos quais seria importante procurar ajuda de profissionais de saúde mental, nomeadamente psicólogos e psiquiatras, e outros sinais ainda mais alarmantes, que demandam o contato imediato de algum profissional especializado ou ainda o número de emergência (no Brasil, o Samu 192), caso se perceba a gravidade da situação, conforme indica a Figura 2. Contudo, vale salientar que, caso você tenha perdido alguém querido por suicídio e não tenha conseguido identificar os ditos sinais, não é sua responsabilidade que a morte tenha ocorrido. Conforme será explorado neste livro, o suicídio é um fenômeno multifatorial e multideterminado, influenciado por fatores biológicos, psicológicos e culturais. Assim sendo, a responsabilização de um terceiro pelo fato seria não apenas imprecisa tecnicamente, como injusta. Além disso, os sinais de alerta foram descritos em caráter de correlação, ou seja, não necessariamente implicam causalidade, podendo ou não se manifestar em indivíduos diferentes.

É importante que se esteja atentos a esses sinais, tanto para avaliar os fatos e identificar se nós estamos em risco de suicídio, quanto para observar as pessoas à nossa volta, podendo aconselhá-las a procurar ajuda profissional, se necessário.

Os pesquisadores que elaboraram a Figura 2 postulam que comportamentos consensualmente alarmantes e que pedem a procura imediata de ajuda são os que estariam mais atrelados ao risco de haver a consumação do ato. Nesse sentido, o mito de que "quem quer se matar mesmo não avisa" não se sustenta, considerando que reiteradas pesquisas identificaram que a fala a respeito dessa intenção pode acontecer, em muitos casos, e estar associada a desfechos de morte por suicídio, não devendo ser subestimada ou ignorada por aqueles que cercam a pessoa que emite esse comportamento.

Não foi encontrado um dado que indicasse exatamente o percentual de pessoas que morrem por suicídio e que relatam que o farão para terceiros, antes de se engajar no ato. De todo modo, considerando a estigmatização acerca do tema e as dificuldades culturais em se entrar em detalhes sobre os sentimentos, especialmente, nesse caso, para os homens, que foram culturalmente incentivados a manterem uma postura mais "rígida", é possível entender que existe um desafio na comunicação de ideações suicidas. Ressalta-se a importância de se considerar

> Você ou alguém que você ama está em risco de suicídio? Observe os fatos e tome decisões com base neles.

> Ligue para a emergência ou busque ajuda de um profissional da saúde mental – um psiquiatra ou um psicólogo – **imediatamente** quando você ouvir, disser ou vir qualquer um desses comportamentos a seguir:
> - Uma pessoa ameaçando se ferir ou se matar.
> - Uma pessoa ativamente buscando formas de se matar, como buscando acesso a remédios, armas ou outros meios.
> - Uma pessoa falando ou escrevendo sobre morrer, sobre sua morte ou seu suicídio.

> Busque ajuda de um profissional da saúde mental – um psiquiatra ou um psicólogo – caso você presencie, ouça, veja ou exiba os comportamentos a seguir:
> - Expressão de desesperança.
> - Expressão de raiva e/ou busca de vingança.
> - Alguém agindo de forma imprudente e/ou envolvendo-se em atividades arriscadas, aparentemente sem pensar.
> - Alguém sentindo-se aprisionado – expressando a sensação de perceber-se como se não houvesse saída.
> - Aumento do uso de álcool ou drogas.
> - Afastamento de amigos, da família, de grupos sociais com os quais se vinculava anteriormente.
> - Expressão de ansiedade, de agitação, de incapacidade de dormir ou de dormir o tempo todo.
> - Mudanças significativas de humor.
> - Expressão de que não há razão para viver e relato de ausência de senso de propósito na vida.

FIGURA 2 Sinais de alerta para o suicídio consensuais entre os pesquisadores.
Fonte: elaborada pelos autores com base em tradução de Rudd et al., 2006[8].

com seriedade quaisquer conversas acerca do tema, ainda que sejam conversas que pareçam superficiais, como relatos sobre um cansaço de viver, uma vontade de sumir etc. Outro dado semelhante é que 77% das pessoas que morrem por suicídio buscaram auxílio médico no ano anterior com as mais diversas queixas[9], muito embora o tema suicídio por vezes continue sendo negligenciado e não necessariamente por parte do profissional da saúde, mas também porque o paciente tende a omitir a ideação.

Retomemos as duas primeiras problemáticas que estão associadas a esse mito. Considerando o estigma ainda importante acerca de questões de saúde mental e, especificamente sobre o suicídio, falar a respeito das ideações suicidas é um ato de coragem. Se diante a comunicação de algo tão íntimo e passível de julgamento o indivíduo sofrer acusações e punições, por exemplo, esse comportamento de falar a respeito desse tema e buscar ajuda provavelmente será evitado posteriormente, já que teme enfrentar essas mesmas consequências negativas de novo. Como a conversa a respeito do tema é uma das vias relevantes para se identificar o nível de risco, bem como para se identificar quais ações podem ser tomadas para proteger esse indivíduo, deve-se estimulá-la e não a evitar.

Desse modo, a recomendação é simples e clara, de acordo com pesquisadores relevantes da suicidologia, como O'Connor[4]. Independentemente da natureza da conversa, se você tem maior ou menor clareza sobre as intenções reais por trás da fala da pessoa, é importante que essa temática seja levada a sério. Diante de uma pessoa que aja conforme as indicações da figura, portanto, a diretriz é de que se pergunte direta e compassivamente sobre a intenção da pessoa, para se obter maior clareza acerca do risco que se corre. Caso sua percepção seja de que você não conseguirá manter a pessoa em segurança sozinho, busque ajuda de profissionais da saúde mental especializados.

O mito a seguir está intimamente conectado com o mito 2, porque a frase "as pessoas que falam em se matar não farão isso, estão apenas tentando chamar atenção" é, infelizmente, frequente tanto em contextos externos à área da saúde, quanto na área da saúde em que médicos e outros profissionais acreditam que a função do comportamento seja exclusivamente chamar a atenção, e isso se dá em especial para pacientes com alguns diagnósticos específicos, como o transtorno de personalidade *borderline*. Considerando a pervasividade do mito, é relevante abordá-lo como um mito à parte.

"QUEM SE ENGAJA EM COMPORTAMENTOS AUTOLESIVOS OU QUEM TENTA SUICÍDIO FAZ ISSO SÓ PARA CHAMAR ATENÇÃO"

Damiano et al.[10] apontam o comportamento suicida como uma conduta que teria, grosso modo, duas funções. A primeira seria o que pode ser categorizado como função instrumental, ou seja, o suicídio seria uma solução para o problema de um sofrimento intolerável, por vezes, descrito como "dor psíquica" (originalmente, no inglês, o termo é "*psychache*" e foi cunhado por Edwin Schneidman[11], conhecido como o pai da suicidologia) na literatura da área:

> O suicídio não é um ato aleatório, sem finalidade. Vivencia-se como a melhor saída disponível, pela qual o propósito é encontrar uma solução para um sofrimento intenso, insuportável e interminável. Assim, o alvo é interromper, ou seja, cessar o fluxo doloroso, deter o sofrimento invasor de desesperança que deixa o indivíduo derrotado e sem saída para a vida[10].

A segunda função demonstra um processo de ambivalência, porque, apesar de o indivíduo entender a morte como alternativa para cessar esse sentir, buscando essa consequência, entende-se que, em muitos casos, a consequência que aumentou a probabilidade de engajamento em comportamentos suicidas foi a busca por ajuda ou socorro, portanto o paciente: "Emite, em suas relações interpessoais, sinais verbais e comportamentais, em que comunica sua intenção letal. Isso é chamado de função expressiva e significa que há um valor de comunicação para o ato de tentativa suicida ou de falar para o outro sobre suicídio"[10].

A essas postulações será somada uma das teorias científicas mais respaldadas para explicar o suicídio, que se chama Teoria dos Três Passos[5], já apresentada no Capítulo 1, cujo nome sumariza os passos descritos na Figura 3.

Com o avançar das pesquisas em suicidologia, diversos cientistas que estudam a suicidalidade se debruçaram sobre o fenômeno, no intento de desenvolver teorias explicativas, que abrangem pensamentos e comportamentos suicidas. Hipotetiza-se que, além da dor psíquica, soma-se a desesperança para que se constitua a ideação suicida. Isso porque, em casos em que a pessoa vivencia uma dor intensa, mas está certa de que essa dor é temporária, tende a haver maior resiliência, processo psicológico fulcral para o enfrentamento dessa dor. Por sua vez, se houver dor acompanhada de profunda desesperança de que ela, eventualmente, cessará, tende-se a desenvolver ideações suicidas[5]. Assim, apesar deste capítulo visar desconstituir alguns mitos difundidos no senso comum sobre o suicídio, há uma frase comumente dita que parece encontrar respaldo nessas teorias científicas já descritas; a ideia de que o sujeito que se engaja em atos suicidas busca acabar com a dor e não com a vida.

Ademais, pacientes com suicidalidade recorrente tendem a desenvolver estratégias de comunicação equivocada e que pode ser entendida por muitos como "chamar a atenção". No nosso ponto de vista, isso deveria ser mais chamado como "clamor por atenção". Isso se deve, pois, a dor, o sofrimento, o desespero, a raiva e a frustração desses indivíduos serem mal reconhecidos e muitas vezes negligenciados, o que leva à comunicação de todos esses clamores se apresentarem por meio de pensamentos e comportamentos suicidas. Isso tem respaldo na literatura haja vista maior risco de suicídio de pacientes com o que se chama alexitimia (dificuldade em reconhecer e definir suas emoções e seus sentimentos)[12]. Por isso, todas as crianças, adolescentes e pacientes com pensamentos e comportamentos suicidas na idade adulta devem ser estimulados a reconhecer seus sentimentos, suas emoções e suas frustrações. Dar nome é trazer a consciência os motivos de sua angústia, o que por si só a diminui. As psicoterapias empiricamente sustentadas e que serão apresentadas nos próximos capítulos têm como uma das funções permitir que esse fato se realize.

> Passo 1. A combinação de **dor** – predominantemente dor psíquica, mas também pode englobar dor física – com **desesperança** causa ideação suicida.

> Passo 2. A ideação suicida intensifica-se, ao passo que a dor excede ou ultrapassa o **sentimento de pertencimento.**

> Passo 3: A forte ideação suicida progride para tentativas de suicídio, se houver **capacidade** para o engajamento no comportamento suicida. Há três tipos de capacidades a serem avaliadas: **adquirida**, **dispositiva** e **prática.**

FIGURA 3 Teoria dos Três Passos, um modelo de ideação-a-ação empiricamente sustentado.

Fonte: elaborada pelos autorescom base em tradução de Klonsky et al., 2021[5].

Por isso, é importante que, caso você ou algum ente querido tenha quaisquer comportamentos autolesivos e/ou pensamentos e falas relacionados ao suicídio, que podem ser consultados também na Figura 2, busquem ajuda psicológica e/ou psiquiátrica prontamente para que um profissional habilitado em saúde mental possa avaliar o caso e tomar as medidas necessárias para manejar a situação.

"NÃO DEVEMOS FALAR SOBRE SUICÍDIO, PORQUE TRAZER O TEMA À TONA PODE DAR A IDEIA PARA A PESSOA"

Acredita-se que a confusão originária desse mito tenha sido a extrapolação e a má interpretação do que é previsto no fenômeno denominado efeito Werther na literatura da suicidologia. O efeito Werther surgiu no final do século XVIII, após as consequências observadas depois da publicação do romance de Goethe *Os sofrimentos do jovem Werther*, em 1774. Na ocasião, a discussão sobre o impacto da cobertura midiática sobre casos de suicídio ganhou notoriedade, uma vez que se associou a publicação do livro em questão ao aumento dos casos de suicídio na Europa[13].

Outras áreas do saber, como a sociologia, também se debruçaram sobre o entendimento do fenômeno e em seu trabalho clássico *O suicídio*, de 1897, Émile Durkheim argumentou que embora algumas pessoas possam ser suscetíveis à sugestionabilidade, ou seja, engajarem em comportamento suicida pela observação de outras pessoas que o fizeram, a imitação não ocorreria com frequência suficiente para afetar as taxas de suicídio na sociedade. Assim, até meados da década de 1960, o debate sobre o efeito *copycat*, como é denominado em inglês, ou "por imitação" do suicídio era baseado em impressões sem uma robustez de dados empíricos. Somente nos últimos 50 anos é que o impacto das histórias da mídia sobre a suicidalidade foi reconhecido como uma questão de saúde pública e tornou-se um tópico de pesquisa científica[13].

Depois desse período de pesquisa, de acordo com os dados considerados pelos cientistas, há fortes indícios de que de fato haja uma correlação entre histórias de suicídios exibidos na mídia, especialmente se o método pelo qual o suicídio se deu for indicado, e o aumento de casos de suicídio, ou seja, há uma sustentação empírica para a fundamentação da hipótese do efeito Werther[14].

Essa ideia pode gerar confusão e implicar receio de abordar o tema, considerando que falar abertamente sobre ele poderia ocasionar o aumento do risco para o indivíduo com o qual se abordará o assunto. A confusão se dá porque, apesar de o efeito Werther ser bem documentado na literatura[13,14], entende-se que conversar sobre a temática é diferente de ser exposto à notícia de um falecimento por suicídio ou de uma tentativa de suicídio.

Alguns pesquisadores, na tentativa de responder exatamente ao questionamento "Perguntar sobre suicídio e comportamentos relacionados induz à ideação suicida?", conduziram uma revisão da literatura científica e, como resultado, divulgaram que não foi encontrado aumento estatisticamente significativo na ideação suicida entre os participantes questionados sobre pensamentos suicidas[15]. Na verdade, conforme alguns psicólogos e profissionais de saúde mental hipotetizavam, descobertas sugerem que reconhecer e falar sobre suicídio pode, na verdade, reduzir a ideação suicida e pode levar a melhores desfechos na saúde mental em populações que procuram tratamento[16].

Talvez a principal utilidade desdobrada desses resultados é que as conversas abertas sobre a temática não vão "dar a ideia" para o adolescente ou o adulto, mas, sim, caso sejam conduzidas sem julgamento e com os devidos cuidados descritos em diversos trechos deste livro, podem ser profícuas e contribuir para o bem-estar da pessoa em sofrimento, por promover o senso de pertencimento e conexão social, bem como aumentar a probabilidade de que ela busque ajuda profissional, preferencialmente de um psiquiatra e/ou de um psicólogo para conduzir o tratamento.

"90% DOS CASOS DE SUICÍDIO PODERIAM TER SIDO PREVENIDOS"

Hipotetiza-se que, talvez, esse mito tenha se originado como uma tentativa de instilar esperança, no sentido de trazer mais previsibilidade a um fenômeno tão temido. Contudo, seu efeito tem sido o oposto disso, porque famílias e pessoas próximas que perderam um ente por suicídio podem interpretar esse dado como um atestado de que eles falharam em prevenir o falecimento dessa pessoa, talvez por terem falhado em prever os sinais de alerta descritos anteriores, na Figura 2.

Contudo, além de problemático nesse sentido, por trazer um fardo ainda mais pesado para os enlutados por suicídio, esse dado advém de uma extrapolação de uma pesquisa que também traz um dado quase como uma verdade estabelecida na suicidologia, mas que ao longo dos últimos anos vem sendo questionado, que é o de que 90% das pessoas que morreram por suicídio estão deprimidas ou têm outro transtorno psiquiátrico[17]. Contudo, pensar que "se 90% das pessoas que morreram por suicídio tinham transtornos psiquiátricos e os transtornos psiquiátricos podem ser prevenidos, então, o suicídio poderia ter sido prevenido" é fazer uma assunção lógica que não necessariamente se aplica. Apesar de se entender que transtornos psiquiátricos podem ser tratados e prevenidos, é preciso considerar a complexidade natural do fenômeno do suicídio.

Outro fator que vale a pena ser destacado nessa discussão acerca da relação entre os transtornos mentais e o suicídio é de que o comportamento suicida, dada sua multifatorialidade, também é atrelado a questões sociais, também é comumente precedido de perdas significativas ou de eventos estressores ou também pode acontecer como um ato impulsivo, e, nesses casos, não necessariamente haveria relação direta com os transtornos mentais[4]. Importante salientar que muitos indivíduos possuem transtornos do controle do impulso e indivíduos mais impulsivos também estão mais propensos a morrer por suicídio, portanto a impulsividade também é um fenômeno que merece ser tratado com responsabilidade e seu tratamento merece ser colocado como prioridade[18].

Apesar dos constantes esforços dos cientistas de esmiuçarem o fenômeno e de autores, como está sendo feito neste livro, tentarem transmitir o que as pesquisas indicam, a compreensão do suicídio ainda figura como um desafio complexo e multidimensional, e não há consenso sobre um único fator explicativo ou causa[19]. Desse modo, não se pode estabelecer uma relação de natureza causal entre eventos psicológicos, como o fato de o indivíduo dispor de um transtorno psiquiátrico, por exemplo, e a manifestação da suicidalidade. Ou seja, deve-se levar em consideração o máximo possível de variáveis inter-relacionadas e mutuamente influentes para que se possa aproximar de uma compreensão suficientemente abrangente, explicativa e, sobretudo, útil para ajudar na compreensão, na desestigmatização e no desenvolvimento de estratégias de prevenção do suicídio.

"O SUICÍDIO NÃO PODE SER PREVENIDO"

É possível refutar dois mitos nessa mesma seção, mas que são sustentados por raciocínios opostos. Um deles, supracitado no enunciado, é a ideia de que não se pode prevenir o suicídio. O outro, por sua vez, seria a falsa ideia de que é possível prever, com acurácia, o risco de suicídio de um indivíduo[20]. Na verdade, os dois são alegações que não se sustentam conforme o estado atual da literatura científica da área, mas, fortuitamente, entende-se que não é necessária uma capacidade preditiva absolutamente precisa para que se possa fazer um bom trabalho de prevenção do suicídio.

Durante as últimas décadas, um dos primeiros procedimentos a ser realizado por profissionais de saúde em pacientes que apresentavam demandas relacionadas à suicidalidade era a avaliação do risco de suicídio. Essa medida parece compreensível, já que é fundamental entender a gravidade do paciente e essa é avaliada pela presença de um conjunto de fatores que aumentariam a probabilidade preditiva do risco futuro de suicídio nos pacientes[21]. Contudo, um grande estudo, referenciado anteriormente, que se prestou a uma revisão sistemática, sintetizando descobertas de mais de 360 estudos da área, chegou à conclusão de que a capacidade de prever o comportamento suicida é extremamente baixa[20].

Contudo, também entende-se que não seja um motivo de desânimo, já que talvez haja algumas teorias capazes de explicar o suicídio, mas não necessariamente de prevê-lo. Um equívoco comum é que uma explicação precisa do suicídio deveria conduzir a uma previsão longitudinal altamente precisa do suicídio no mundo real, mas não é assim que a psicologia, a psiquiatria ou, mais especificamente, a ciência, de modo geral, funcionam. A validade de uma teoria não se respalda em sua capacidade de predição do futuro, porque o comportamento humano está sob a influência de múltiplas variáveis que tornam sua predição muito desafiadora[5]. Nesse sentido, hoje há algumas teorias baseadas em evidências, como a Teoria dos Três Fatores citada anteriormente, que ajuda a compreender os princípios do pensamento e do comportamento suicida e as condições sob as quais eles se manifestam.

Vale salientar, contudo, mais um ponto importante que vai de encontro com esse mito, que é, de acordo com Klonsky et al.[5], o risco de suicídio ser flutuante. Isso quer dizer que, ainda que seja realizada uma avaliação de risco no presente momento, a interação do indivíduo com o meio pode sofrer alterações passíveis de gerar um resultado completamente diferente, caso a mesma avaliação de risco fosse repetida no dia seguinte. Isso implica o fato de que a previsão altamente precisa do risco de suicídio ao longo dos dias, das semanas, dos meses ou dos anos permanecerá incerta, já que a vida é demasiado variável e imprevisível para se saber, por exemplo, quem desenvolverá, em algum momento da vida, diante de determinado conjunto de características predisponentes e contextuais, insuportável dor e desesperança, e outras condições que se entendem como vinculadas à manifestação de pensamentos e comportamentos suicidas.

Considerando a imprecisão das avaliações de risco, especialmente que contemplam os modelos de fatores de risco, um elemento-chave da formulação para a melhor compreensão e tratamento dos pacientes em risco de suicídio é a exploração e a identificação do contexto em que ocorrem as experiências de pensamentos e comportamentos suicidas.

Apesar de ser um material primordialmente voltado para clínicos que trabalham no tratamento desses pacientes, entende-se que as informações contidas na Tabela 1, que agrega os fatores predisponentes contextuais, podem ser relevantes para leitores que buscam compreender melhor a suicidalidade[5], incluindo perguntas que incitam reflexão sobre o suicídio. Vale salientar, contudo, que a lista a seguir não é uma avaliação que emitirá uma resposta formal ou definitiva, sendo indispensável o acompanhamento profissional.

Uma possibilidade também é a utilização das respostas coletadas com base em perguntas da figura para a criação de uma lista de problemas associados às experiências de pensamentos e comportamentos suicidas da pessoa que está em

TABELA 1 Fatores predisponentes: o contexto em que o sofrimento psicológico e os pensamentos suicidas podem surgir

Fator	Tópicos para investigação clinicamente relevante
Vulnerabilidade social	• Qual é o contexto do surgimento de sofrimento psíquico e pensamentos suicidas? Existe uma área específica da vida do indivíduo associada a pensamentos suicidas (por exemplo, família, relacionamentos, trabalho, escola, mídia social)? • Quais são os eventos desencadeantes de sofrimento psicológico e pensamentos suicidas? Quais são os exemplos de situações em que surgem pensamentos suicidas (por exemplo, problemas de relacionamento, memória negativa, perda financeira)? • O indivíduo experimenta sentimentos e percepções de derrota, fracasso, humilhação, vergonha ou rejeição? Quando, onde e como as experiências acontecem? • O indivíduo experimenta estresse social por fazer parte de grupos minoritários (por exemplo, discriminação, sexismo, racismo, homofobia, transfobia, xenofobia)? Quando, onde e como ocorre? • O indivíduo apresenta problemas de vulnerabilidade estrutural (por exemplo, pobreza, privação, segurança financeira, moradia, segurança, acesso a alimentos, rede social, situação legal, educação, discriminação)? Quais são eles?

(continua)

TABELA 1 Fatores predisponentes: o contexto em que o sofrimento psicológico e os pensamentos suicidas podem surgir (*continuação*)

Fator	Tópicos para investigação clinicamente relevante
Vulnerabilidade biológica	• O indivíduo vive condições de saúde física atuais (limitações/incapacidades)? Como eles impactam·na vida do indivíduo? • O indivíduo possui alguma incapacidade temporária ou permanente? Como isso impacta na vida do indivíduo? • O indivíduo tem algum diagnóstico atual ou passado relacionado à saúde física que afeta sua vida (por exemplo, HIV, câncer)? Como isso afeta a vida do indivíduo? • O indivíduo tem alguma condição/diagnóstico psiquiátrico atual ou passado (por exemplo, transtorno depressivo maior, transtorno de personalidade limítrofe, psicose)? Como isso impacta na vida do indivíduo? O indivíduo tem alguma dificuldade para dormir? O que são e como impactam a vida do indivíduo?
Vulnerabilidade psicológica	• O indivíduo apresenta traços psicológicos associados a disfunções/dificuldades de vida: perfeccionismo, apego inseguro, problemas de autoestima, dificuldade em regular emoções? • O indivíduo relata história ou exposição atual à violência doméstica ou agressão sexual por parceiros, pais ou outros membros da família? • O indivíduo relata experiências de vida adversas na infância que afetam sua maneira de agir? Como essas experiências estão associadas ao risco atual de suicídio? • O indivíduo relata eventos de vida adversos atuais (por exemplo, perda de um ente querido, exposição ao suicídio ou comportamento suicida, outros problemas de vulnerabilidade social)? Como essas experiências estão associadas ao risco atual de suicídio? • O indivíduo relata história de tentativa de suicídio? O indivíduo relata história de automutilação não suicida?

Fonte: elaborada pelos autores com base em tradução de Zortea et al., 2022[21].

sofrimento, que informarão a formulação do caso e o plano de tratamento, ambos materiais cruciais para a psicoterapia, mas que também podem produzir lucidez e autoconhecimento sobre a vivência das experiências do leitor que buscou este livro motivado pela curiosidade em compreender melhor a suicidalidade. Além disso, as respostas a essas perguntas podem servir de material para ser levado às consultas com psicólogos e psiquiatras para que juntos discutam esses insumos.

Outro motivo pelo qual se defende o diálogo informado sobre o suicídio é o de que se convencionou chamar, na literatura da suicidologia, efeito Papageno, que se refere a um fenômeno relacionado à exposição aos meios de comunicação que pode ter efeito protetor contra o comportamento suicida. Enquanto o efeito Werther descrito previamente refere-se à ideia de que a exposição à representação do suicídio de forma explícita e/ou romantizada poderia aumentar o risco de comportamento suicida, o "efeito Papageno" sugere o oposto. Esse efeito propõe que a exposição a narrativas de mídia que mostram indivíduos que superaram seus transtornos mentais e suas ideações suicidas sem recorrer ao comportamento suicida pode reduzir o risco de pessoas agirem de acordo com pensamentos suicidas[16].

Em outras palavras, quando a mídia apresenta histórias de superação de crises suicidas e mostra que é possível encontrar ajuda e apoio para lidar com esses sentimentos sem recorrer ao suicídio, isso pode influenciar positivamente as pessoas que estão lutando contra pensamentos suicidas, proporcionando-lhes esperança e incentivando-as a buscar ajuda. O termo "efeito Papageno" foi inspirado em uma personagem da ópera A flauta mágica, de Mozart, chamada Papageno, que supera seu desejo de suicídio com a ajuda de amigos e da música. Esse efeito destaca a importância de retratar histórias de superação e recuperação nas mídias para combater o estigma e promover a prevenção do suicídio[16]. Apesar deste livro ter caráter informacional, também é esperado que, de algum modo, ele traga aspectos reconfortantes e que te ajudem a instilar esperança.

Em suma, a expectativa dos autores é de que as respostas formuladas para esses seis mitos comumente difundidos contribuam para desconstruir uma visão imprecisa sobre o fenômeno da suicidalidade, que se apresenta como complexo e carregado de dúvidas e angústias. Sabe-se que cada um de nós tem vivências diretas ou indiretas com a temática do suicídio. Não se sabe exatamente qual história o trouxe até este livro, mas sabe-se que, estatisticamente, há dados alarmantes sobre o número de vidas perdidas por conta do suicídio, uma vez que milhões de pessoas em todo o mundo são afetadas todos os anos. Apesar de todos nós conhecermos a história de alguém que morreu por suicídio ou de alguém que perdeu um ente querido para o suicídio, parece que, como sociedade, continua-se a relutar em abordar o tema. Apesar da consciência que existe sobre o suicídio ser um fenômeno que acomete muitas pessoas, ainda há dificuldade em perguntar diretamente se um colega ou um familiar tem pensamentos suicidas, por exemplo. Com este livro, pretende-se contribuir para a mudança desse cenário, instilando a iniciativa de se promover diálogos sobre o suicídio. Isso porque é dessa forma que será combatido o estigma e será difundida informação de qualidade para quem precisa buscar ajuda.

REFERÊNCIAS

1. Carpiniello B, Pinna F. The reciprocal relationship between suicidality and stigma. Front Psychiatry. 2017;8:35.
2. World Health Organization (WHO). Global Health Observatory (GHO) Data: Suicide Rates. 2016. Retrieved from Geneva, Switzerland. Disponível em: https://www.who.int/gho/mentalhealth/suiciderates/en/. Acesso em: 18 set. 2023.
3. World Health Organization (WHO). LIVE LIFE: An implementation guide for suicide prevention in countries. 2021. Disponível em: https://www.who.int/publications/i/item/9789240026629. Acesso em: 18 set. 2023.
4. O'Connor R. When it is darkest: why people die by suicide and what we can do to prevent it. London: Ebury; 2021.
5. Klonsky ED, Pachkowski MC, Shahnaz A, May AM. The three-step theory of suicide: Description, evidence, and some useful points of clarification. Prev Med. 2021;152:106549.
6. Cerel J, Brown MM, Maple M, Singleton M, van de Venne J, Moore M, et al. How many people are exposed to suicide? Not six. Suicide Life Threat Behav. 2019;49(2):529-34.
7. Shneidman ES. . Deaths of man. New York: Quadrangle; 1973.
8. Rudd MD, Berman AL, Joiner TE Jr., Nock MK, Silverman MM, Mandrusiak M, et al. Warning signs for suicide: theory, research, and clinical applications. Suicide Life Threat Behav. 2006;36(3):255-62.
9. Luoma JB, Martin CE, Pearson JL. Contact with mental health and primary care providers before suicide: a review of the evidence. Am J Psychiatry. 2002;159(6):909-16.
10. Damiano RF, Luciano AC, Cruz IDG, Tavares H. Compreendendo o suicídio. v.1. Santana de Parnaíba: Manole; 2021.
11. Shneidman ES. Suicide as psychache. J Nerv Ment Dis. 1993;181(3):145-7.
12. Iskric A, Ceniti AK, Bergmans Y, McInerney S, Rizvi SJ. Alexithymia and self-harm: a review of nonsuicidal self-injury, suicidal ideation, and suicide attempts. Psychiatry Res. 2020;288:112920.
13. Domaradzki J. The werther effect, the papageno effect or no effect? A literature review. Int J Environ Res Public Health. 2021;18(5).
14. Niederkrotenthaler T, Voracek M, Herberth A, Till B, Strauss M, Etzersdorfer E, et al. Role of media reports in completed and prevented suicide: Werther v. Papageno effects. Br J Psychiatry. 2010;197(3):234-43.
15. Dazzi T, Gribble R, Wessely S, Fear NT. Does asking about suicide and related behaviours induce suicidal ideation? What is the evidence? Psychol Med. 2014;44(16):3361-3.
16. Niederkrotenthaler T, Till B, Kirchner S, Sinyor M, Braun M, Pirkis J, et al. Effects of media stories of hope and recovery on suicidal ideation and help-seeking attitudes and intentions: systematic review and meta-analysis. Lancet Public Health. 2022;7(2):e156-e168.
17. Arsenault-Lapierre G, Kim C, Turecki G. Psychiatric diagnoses in 3275 suicides: a meta-analysis. BMC Psychiatry. 2004;4:37.
18. Tavares H, Nabuco de Abreu C, Seger L, Mariani MMC, Filomensky TZ. Psiquiatria, saúde mental e a clínica da impulsividade. v.2. Santana de Parnaíba: Manole; 2021.
19. Nock MK, Borges G, Bromet EJ, Cha CB, Kessler RC, Lee S. Suicide and suicidal behavior. Epidemiol Rev. 2008;30(1):133-54.
20. Franklin JC, Ribeiro JD, Fox KR, Bentley KH, Kleiman EM, Huang X, et al. Risk factors for suicidal thoughts and behaviors: a meta-analysis of 50 years of research. Psychol Bull. 2017;143(2):187-232.
21. Zortea TC, Cleare S, Wetherall K, Melson AJ, O'Connor RC. 8.22 – Suicide Risk: From Psychological Processes to Clinical Assessment and Intervention. In: Asmundson GJG (ed.). Comprehensive clinical psychology. 2.ed.. Oxford: Elsevier; 2022. p.406-25.

3

O comportamento suicida encoberto

VINHETA CLÍNICA

Sophia era uma mulher de 30 anos que parecia ter tudo sob controle. Ela tinha uma carreira de sucesso, uma família amorosa e um amplo círculo de amigos. No entanto, por trás de seu exterior aparentemente perfeito, ela estava lutando silenciosamente com pensamentos suicidas ocultos. Sophia desenvolveu um padrão de se envolver em comportamentos autodestrutivos como forma de lidar com sua turbulência interior. Ela frequentemente trabalhava longas horas, negligenciando seu bem-estar físico e emocional. Ela se esforçou até a beira da exaustão, buscando constantemente validação e perfeição em seu trabalho. Superficialmente, ela parecia motivada e ambiciosa, mas, no fundo, lutava contra sentimentos de desesperança e inutilidade.

À medida que sua angústia aumentava, Sophia recorreu ao álcool como forma de escapar de sua dor emocional. Ela tomava alguns drinques todas as noites, inicialmente para relaxar e entorpecer seus pensamentos. No entanto, com o tempo, seu consumo de álcool aumentou e ela passou a depender mais dele para lidar com sua turbulência interior. Inclusive, por diversos dias ela bebia e saía para dirigir seu carro, dizendo que não se importava muito caso algo acontecesse.

Apesar de suas lutas contínuas, Sophia manteve sua dor escondida daqueles a seu redor. Ela usava um sorriso, certificando-se de ser aquela em quem todos poderiam contar para obter apoio. Ela se afastou das atividades sociais, preferindo se isolar a sobrecarregar os outros com suas lutas internas.

Seus amigos e seus familiares, sem saber da extensão de sua angústia, muitas vezes a elogiavam por ser forte e independente. Eventualmente, os comportamentos suicidas ocultos de Sophia aumentaram a ponto de ela pensar em tirar a própria vida. Foi somente quando um amigo próximo notou mudanças sutis em seu comportamento e a confrontou com preocupação genuína que Sophia finalmente revelou sua dor e seus pensamentos de suicídio.

Felizmente, a intervenção do amigo de Sophia a levou a procurar ajuda profissional. Com o apoio da terapia e tratamento adequado, ela gradualmente se abriu sobre suas lutas e começou a trabalhar em mecanismos de enfrentamento mais saudáveis. Por meio da terapia, ela aprendeu a expressar suas emoções, buscar apoio de entes queridos e desenvolver um relacionamento mais compassivo e estimulante consigo mesma.

A história de Sophia serve de lembrete de que comportamentos suicidas encobertos muitas vezes podem passar despercebidos, mesmo em indivíduos que parecem bem-sucedidos ou organizados. Não apenas passam despercebidos por não serem expressamente comunicados por aqueles à volta da pessoa enfrentando os desafios, mas também pela própria pessoa, que não consegue identificá-los com clareza. Além disso, esse caso enfatiza a importância de criar um ambiente de apoio e sem julgamento, onde os indivíduos se sintam seguros para expressar sua dor interior. Reconhecer e lidar com sinais ocultos de angústia pode potencialmente salvar vidas e ajudar pessoas como Sophia a encontrar a ajuda e o apoio de que precisam para superar suas lutas é um desafio para todos na modernidade.

DEFININDO OS COMPORTAMENTOS SUICIDAS ENCOBERTOS

Comportamentos suicidas encobertos referem-se a ações ou pensamentos relacionados ao suicídio (ou à morte) que não são expressos abertamente e, portanto, são difíceis de serem reconhecidos por outras pessoas[1]. Poucos estudos se debruçaram a entendê-los, mas acredita-se que são extremamente comuns. Como são amplos e complexos, também é difícil fornecer uma prevalência concreta. Para facilitar, serão definidas várias formas de comportamentos suicidas encobertos e será estimada sua prevalência, que foram resumidos a na Figura 1.

I
Sexo desprotegido
Pode evidenciar atitudes impulsivas e/ou possivelmente autolesivas, pois desconsidera o valor da vida e os riscos dessa prática para a saúde.

II
Direção imprudente
Dirigir em alta velocidade, mexer no celular enquanto dirige, mudar de faixa rapidamente, beber e dirigir ou não usar cinto de segurança podem ser interpretados como um comportamento suicida encoberto.

III
Negligência com a saúde
Negligenciar as próprias necessidades de saúde, como não tomar medicamentos prescritos, evitar consultas médicas necessárias ou abandonar a rotina adequada de autocuidado são comportamentos que demandam atenção.

IV
Abuso de substâncias
Já é consolidado na literatura científica que o uso, o abuso e a dependência de drogas, álcool e cigarro são fatores de risco para ideação e comportamento suicidas.

V
Esportes radicais
Apesar de controverso, por poder ser uma forma de lazer dissociada ao desleixo com a própria saúde, merece atenção, a depender de uma análise contextual do indivíduo que se coloca em risco nessas modalidades.

VI
Absenteísmo
O isolamento é um consolidado fator de risco para diversos transtornos mentais, bem como para pensamentos e comportamentos suicidas, merecendo atenção.

VII
Presenteísmo
Apesar de ser o oposto do absenteísmo, um engajamento desmesurado extremo em atividades profissionais, por exemplo, denota um desleixo com a própria saúde, já que o indivíduo desrespeita seus limites físicos e emocionais.

VIII
ASIS
Geralmente tem como motivação a regulação emocional, a autopunição ou regulação externa para trazer a atenção das pessoas para sua dor. É um comportamento grave, que demanda cuidados profissionais imediatos.

FIGURA 1 Formas comuns de comportamentos suicidas encobertos.
ASIS: autolesão sem intenção suicida.

Realizar sexo desprotegido com parceiros desconhecidos, parceiros de alto risco ou parceiros conhecidos por terem uma infecção sexualmente transmissível

Alguns estudos têm se debruçado a entender melhor a relação entre sexualidade e comportamento suicida[2]. Muito embora ainda seja um tema pouco estudado, engajar-se em sexo com indivíduos de risco para infecção sexualmente transmissível (IST), com múltiplos parceiros ou com parceiros desconhecidos de maneira não protegida (preservativo) pode evidenciar atitudes impulsivas e/ou possivelmente autolesivas, pois desconsidera o valor da vida e os riscos para a saúde, estando associadas a mais comportamento suicida.

Direção imprudente

Indubitavelmente uma alta parcela dos suicídios é cometida no trânsito e muitas vezes não computada como tal. Comportamentos como direção imprudente, dirigir em alta velocidade, mexer no celular enquanto dirige, mudar de faixa rapidamente, beber e dirigir ou não usar cinto de segurança podem ser interpretados como comportamentos suicidas encobertos. Essas ações são encontradas frequentemente em homens, e estudos já associaram com maior risco de tentativa de suicídio subsequente[3].

Negligenciar as necessidades de saúde

Negligenciar as próprias necessidades de saúde, como não tomar medicamentos prescritos, evitar consultas médicas necessárias ou deixar de seguir uma rotina adequada de autocuidado, pode ser considerado uma forma de comportamento suicida encoberto. Poucos estudos têm se debruçado a estudar essas questões, mas já foram identificadas como fator de risco principalmente entre os idosos, como uma forma velada de comportamento suicida[4].

Abuso de substâncias

Estudos múltiplos já evidenciaram para o uso, o abuso e a dependência de drogas, álcool e cigarro como fatores de risco para ideação e comportamento suicidas[5,6]. Muitas vezes, esse uso pode evidenciar comportamentos suicidas encobertos e deve chamar atenção das pessoas em torno, além do próprio paciente. Além disso, o abuso de substâncias pode agravar ainda mais os problemas de saúde mental e aumentar o risco de comportamentos impulsivos ou perigosos.

Esportes radicais

Apesar de controverso, pois esses atos podem ser praticados também como finalidade de encontro com sua própria subjetividade, praticar esportes radicais que envolvem alto nível de risco, como base *jumping, paraskiing,* voo de *wingsuit, highline, vulcan boarding,* mergulho livre ou escalada livre, podem ser vistos como manifestação de comportamento suicida encoberto. Deve-se observar indivíduos que iniciam a prática desses esportes e que tenham sintomas depressivos ou que já pratiquem e, de alguma forma, o fazem de maneira desprotegida; nesses casos pode evidenciar pouco valor atribuído à vida.

Retirada de interações sociais (absenteísmo)

O absenteísmo pode representar agravamento de sintomas depressivos (por causa de anedonia e anergia) ou mesmo que o indivíduo esteja aumentando seus pensamentos e seus comportamentos suicidas, pelo fato de se sentir sobrecarregado, sem apoio ou conexão, por experimentar uma sensação de desapego ou evitar intencionalmente fontes potenciais de apego emocional. Uma forma dessa retirada pode ser profissional, situação em que o indivíduo deixa de ir ao trabalho ou de realizar atividades relacionadas ao trabalho, sem uma devida razão objetiva. Uma metanálise já evidenciou a relação do absenteísmo na escola com aumento de risco para autolesão e ideação suicida em adolescentes[7].

Presenteísmo

Uma outra forma complexa de suicidalidade encoberta é o presenteísmo. O presenteísmo é o fato de a pessoa comparecer às suas atividades estando doente (física ou mentalmente), o que cursa com piora de seu desempenho em (quase) todas elas, seja piorando suas notas, seja piorando seu desempenho profissional, seja interagindo menos com os amigos etc. Apesar de poder parecer menos grave, o presenteísmo já esteve associado a um risco aumentado longitudinalmente de desenvolvimento de sintomas depressivos[8], mas também pode representar maior risco de suicídios pouco previstos em indivíduos mais rígidos e com maior dificuldade em expressar suas emoções.

Autolesão sem intenção suicida

Autolesão sem intenção suicida (ASIS) refere-se a infligir danos físicos intencionalmente a si mesmo sem a intenção de morrer por suicídio, mas considerando geralmente alívio da dor emocional. Geralmente tem como motivação uma autorregulação interna (preencher um vazio), autopunição (geralmente em pessoas altamente rígidas ou com familiares altamente exigentes) ou regulação externa (utilizada para trazer a atenção das pessoas para sua dor; em geral empregada em indivíduos negligenciados emocionalmente na infância).

ASIS é um comportamento intencional de lesão corporal que ocorre sem a intenção de causar a morte. Essa prática não é culturalmente respaldada e pode ter diversas motivações, como o pedido de ajuda, influenciar outras pessoas ou buscar pertencimento a um grupo[9]. Embora a ASIS tenha sido historicamente associada ao transtorno de personalidade *borderline*, estudos revelaram que ela ocorre em uma ampla variedade de indivíduos, além daqueles que se enquadram nos critérios diagnósticos do transtorno[10,11].

As taxas de prevalência da ASIS variam entre países, mas pesquisas têm demonstrado que ela é relativamente comum em países ocidentais industrializados. Estudos indicam que 17 a 18% dos adolescentes, 13 a 15% dos adultos jovens e 3 a 5% dos adultos relatam ter praticado a ASIS em algum momento da vida[12]. Esses números tendem a ser ainda mais elevados em amostras clínicas, chegando a 40 a 70% entre pacientes internados[13]. Embora as taxas de ASIS sejam semelhantes em países em desenvolvimento, ainda são necessárias pesquisas mais abrangentes nessas regiões. É importante ressaltar que a frequência e a gravidade da ASIS podem variar, e a repetição frequente desse comportamento está associada a um maior risco de tentativas de suicídio.

Embora a ASIS seja diferente do comportamento suicida, os dois podem ocorrer simultaneamente, e a ASIS é considerada importante fator de risco para tentativas de suicídio futuras[14,15]. Estudos longitudinais têm mostrado que indivíduos com história ou ocorrência atual de ASIS têm uma probabilidade de 4 a 5 vezes maior de tentar suicídio no futuro, mesmo quando outros fatores de risco são controlados[15]. A ASIS é vista como um protótipo para o comportamento suicida, representando dois extremos de um espectro de autolesão. Além disso, a ASIS pode contribuir para o risco de tentativa de suicídio ao reduzir o medo da dor, de ferimentos ou da própria morte, aumentando a capacidade do indivíduo para o suicídio[16]. A gravidade da ASIS, a frequência, a variedade de métodos utilizados e as motivações intrapessoais estão relacionadas ao risco de tentativas de suicídio. Portanto, profissionais de saúde mental devem monitorar de perto a ASIS, considerando fatores de risco comuns para o suicídio, como desesperança, ideação suicida e impulsividade, a fim de identificar e intervir adequadamente nessas situações de risco.

AS CAUSAS DO COMPORTAMENTO SUICIDA ENCOBERTO

Diversas são as possíveis causas do comportamento suicida encoberto. Não há uma teoria específica para entendê-los, mas neste capítulo será utilizada uma teoria da suicidalidade para melhor compreender esses comportamentos, que se chama *Three Step Theory of Suicide*, desenvolvida por Klonsky e colaboradores e já detalhada no Capítulo 1[17].

Dor emocional e desesperança

A dor emocional e/ou psíquica (também chamada *psychache* e incialmente trazida por Shneidman em sua teoria do suicídio[18]) refere-se a um estado de sofrimento psicológico intenso e profundo englobando uma experiência introspectiva passiva que abrange culpa, vergonha, humilhação, pavor e perda[19]. Estudos já confirmaram a presença da dor emocional e maiores índices de ideação e comportamento suicida[20] e de sintomas depressivos[21]. Importante salientar aqui que não se deve esperar que a dor se expresse com tristeza, por exemplo, em todos os indivíduos. O mau entendimento desse fato leva a um subdiagnóstico de diversos quadros depressivos, principalmente em homens, os quais têm maior dificuldade na expressão emocional.

A desesperança, por sua vez, está relacionada à percepção de falta de esperança ou expectativas negativas em relação ao futuro. É um sentimento de desânimo e crença de que as coisas não irão melhorar, de que não há soluções para os problemas enfrentados ou de que não vale a pena continuar lutando. Diversos estudos já identificaram a desesperança como fator de risco importante para o suicídio[22]. Experiências traumáticas prévias podem levar a um estado crônico de desesperança, como acontece em pacientes com transtorno de personalidade *borderline*. Muitos pacientes, entretanto, não irão verbalizar a desesperança, sendo ela expressa por meio dos comportamentos suicidas encobertos.

A dor emocional e a desesperança muitas vezes estão interligadas e podem intensificar-se mutuamente. A dor emocional intensa pode levar à sensação de desesperança, enquanto a desesperança pode agravar o sofrimento emocional ao diminuir a motivação e a perspectiva de melhora. Esses estados emocionais podem afetar significativamente a saúde mental e aumentar o risco de desenvolvimento de pensamentos suicidas (abertos ou encobertos). Importante enfatizar que a desesperança também pode não ser verbalizada, mas sim expressa por meio de ações encobertas. Um exemplo claro é negligenciar a saúde; essa atitude pode deixar clara a baixa esperança e expectativa sobre o futuro.

Impulsividade

Alguns comportamentos encobertos necessitam de certo grau de impulsividade para se desenvolver. Esse é o caso, como dito anteriormente, do abuso de substâncias, dos esportes radicais, da direção perigosa e do sexo desprotegido, entre outros. A impulsividade é complexa e se apresenta de diversas formas, mas aqui pode-se entender como a baixa capacidade de refletir sobre as consequências futuras de seus atos (impulsividade cognitiva)[23]. Indivíduos que experienciam dor emocional e desesperança e que possuem certo grau de impulsividade tendem a desenvolver certas ações encobertas mais voltadas para as citadas anteriormente.

COMO AJUDAR E COMO RECONHECER UM COMPORTAMENTO SUICIDA ENCOBERTO?

Reconhecer comportamentos suicidas encobertos em alguém pode ser um desafio, pois essas pessoas tendem a esconder ou a disfarçar seus sentimentos e suas intenções autodestrutivas, principalmente em pessoas com personalidade mais anancásticas/obsessivas ou em pessoas que convivem em culturas que negligenciam ou veem o sofrimento emocional como algo negativo. Cuidar daqueles que sofrem muitas das vezes é um processo grave que envolve um cuidado de todos: profissionais psiquiatras e não psiquiatras, familiares, amigos, colegas de trabalho, agentes públicos, entre outros. Por isso, reforça-se a importância de que leitores que estiverem lendo com o intuito de auxiliar alguém ou que tiverem pessoas próximas que vivenciem essas condições, também considerem buscar auxílio psicológico e/ou psiquiátrico, já que se entende o desafio de manejar essa situação. Contudo, ainda que não esteja assistido profissionalmente, considerando nossa experiência com esses casos, algumas orientações para ajudar o reconhecimento de um comportamento suicida encoberto foram elaboradas.

- Esteja atento aos sinais verbais e não verbais: estudos prévios indicam que sinais não verbais são tão importantes quanto os não verbais na avaliação do risco de suicídio[24]. Fique atento às palavras, às expressões e às atitudes da pessoa que podem indicar sentimentos de desesperança, culpa, peso emocional, desamparo, desejo de morrer ou expressões sutis de despedida. Fique atento a declarações como "eu não aguento mais", "a vida não vale a pena", "as pessoas seriam mais felizes sem mim" ou "estou cansado de ser um peso para os outros".
- Observe mudanças comportamentais: esteja atento a alterações no comportamento, como isolamento social, perda de interesse em atividades anteriores apreciadas, descuido com a aparência pessoal, alterações nos padrões de sono ou apetite, abuso de substâncias, entre outras.
- Leve em consideração eventos estressantes: indivíduos podem responder diferentemente a diversas situações de estresse, perdas, conflitos interpessoais ou eventos traumáticos. Em alguns, o peso pode ser tão grande que o indivíduo pode apresentar comportamentos suicidas encobertos, como

beber em excesso, fumar cigarro, engajar-se em esportes radicais e outras situações de risco. Tente compreender melhor como cada evento pode impactar o outro em sua volta.

- Mantenha uma comunicação aberta: tente desde sempre manter uma comunicação aberta sobre questões de saúde mental. Esteja disposto a ouvir e crie um ambiente seguro para que a pessoa possa expressar seus sentimentos e suas preocupações. Tente mostrar empatia e evite julgamentos em suas falas, assim como quando identificar outra pessoa em sofrimento (comentários sobre terceiros). Mostrar interesse genuíno e oferecer suporte emocional podem ser atitudes fundamentais para encorajar a pessoa a buscar ajuda profissional, lidar com a dor emocional e trabalhar com a esperança. Algumas vezes, perguntar sobre sofrimento psíquico para alguém próximo quando não é acostumado a tal pode ser interpretado como punição para a pessoa que ouve; por isso, tente criar disso um hábito em momentos bons ou ruins.

- Procure dar mais atenção às coisas boas do que ruins: um erro comum é dar mais atenção para aqueles em nossa volta quando eles não estão bem ou quando estão falando sobre seus problemas, dando pouco ou menor atenção quando o outro está feliz por algo bom ou alguma conquista (mesmo que a conquista seja somente para ele e não para nós). Tente dar mais atenção às coisas boas, valorizar e dar mais tempo nos momentos bons e felizes, em vez de investir apenas no cuidado de um momento em sofrimento.

- Conheça os recursos disponíveis: esteja informado sobre os serviços de saúde mental disponíveis em sua comunidade, como linhas de apoio, centros de crise, terapeutas ou profissionais de saúde mental. Compartilhe essas informações com a pessoa caso tenha proximidade com ela, destacando a importância de buscar ajuda profissional especializada. Entretanto, fazer isso com alguém que temos pouco contato pode gerar sintomas fóbicos e dificultar ainda mais a busca de ajuda.

- Não assuma a responsabilidade sozinho: reconhecer comportamentos suicidas encobertos é um passo importante, mas não tente lidar com a situação sozinho. Procure envolver outros profissionais capacitados, como terapeutas, médicos ou profissionais de serviços de emergência, para garantir que uma pessoa receba o apoio adequado. Lembre-se de que você não é o único responsável por salvar a vida de alguém; esse fato envolve diversos fatores que muitas vezes fogem ao controle. Seja amoroso e empático com você.

A Figura 2 resume as informações mais importantes acerca do processo de ajudar uma pessoa com comportamentos suicidas encobertos, no intuito de fornecer ferramentas para lidar com essa situação (Figura 2).

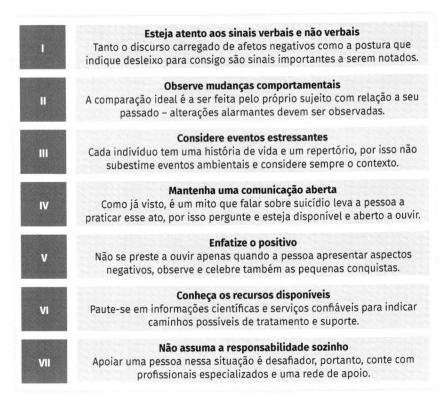

FIGURA 2 Orientações práticas para ajudar alguém que manifesta comportamento suicida encoberto.
Fonte: elaborada pelos autores.

REFERÊNCIAS

1. Molin RS. Covert suicide and families of adolescents. Adolescence. 1986;21(81):177-84.
2. Smith L, Jackson SE, Vancampfort C, Jacob L, Firth J, Grabovac I, et al. Sexual behavior and suicide attempts among adolescents aged 12-15 years from 38 countries: A global perspective. Psychiatry Res. 2020;287:112564.
3. Sansone RA, Lam C, Wiederman MW. History of attempted suicide and reckless driving: a cross-sectional study in primary care. Prim Care Companion J Clin Psychiatry. 2010;12(4).
4. Meisekothen LM. Noncompliance in the elderly: a pathway to suicide. J Am Acad Nurse Pract. 1993;5(2):67-72.
5. Armoon B, SoleimanvandiAzar N, Fleury MJ, Noroozi A, Bayat AH, Mohammadi R, et al. Prevalence, sociodemographic variables, mental health condition, and type of drug use associated with suicide behaviors among people with substance use disorders: a systematic review and meta-analysis. J Addict Dis. 2021;39(4): 550-69.

6. Echeverria I, Cotaina M, Jovani A, Mora R, Haro G, Benito A. Proposal for the inclusion of tobacco use in suicide risk scales: results of a meta-analysis. Int J Environ Res Public Health. 2021;18(11):6103.
7. Epstein S, Roberts E, Sedgwick R, Polling C, Finning K, Ford T, et al. School absenteeism as a risk factor for self-harm and suicidal ideation in children and adolescents: a systematic review and meta-analysis. Eur Child Adolesc Psychiatry. 2020;29(9):1175-94.
8. Conway PM, Hogh A, Rugulies R, Hansen AM. Is sickness presenteeism a risk factor for depression? A Danish 2-year follow-up study. J Occup Environ Med. 2014;56(6):595-603.
9. Taylor PJ, Jomar K, Dhingra K, Forrester R, Shahmalak U, Dickson JM. A meta-analysis of the prevalence of different functions of non-suicidal self-injury. J Affect Disord. 2018; 227:759-69.
10. Muehlenkamp JJ. Self-injurious behavior as a separate clinical syndrome. Am J Orthopsychiatry. 2005;75(2):324-33.
11. Stead VE, Boylan K, Schmidt LA. Longitudinal associations between non-suicidal self-injury and borderline personality disorder in adolescents: a literature review. Borderline Personal Disord Emot Dysregul. 2019;6:3.
12. Muehlenkamp JJ, Claes L, Havertape L, Plener PL. International prevalence of adolescent non-suicidal self-injury and deliberate self-harm. Child and Adolescent Psychiatry and Mental Health. 2012;6(1):10.
13. Nock MK. Self-injury. Annu Rev Clin Psychol. 2010;6:339-63.
14. Grandclerc S, De Labrouhe D, Spodenkiewicz M, Lachal J, Moro MR. Relations between nonsuicidal self-injury and suicidal behavior in adolescence: a systematic review. PLoS One. 2016;11(4):e0153760.
15. Ribeiro JD, Franklin JC, Fox KR, Bentley KH, Kleiman EM, Chang BP, et al. Self-injurious thoughts and behaviors as risk factors for future suicide ideation, attempts, and death: a meta-analysis of longitudinal studies. Psychol Med. 2016;46(2):225-36.
16. Hamza CA, Stewart SL, Willoughby T. Examining the link between nonsuicidal self-injury and suicidal behavior: a review of the literature and an integrated model. Clin Psychol Rev. 2012;32(6):482-95.
17. Klonsky ED, Pachkowski MC, Shahnaz A, May AM. The three-step theory of suicide: description, evidence, and some useful points of clarification. Prev Med. 2021;152:106549.
18. Shneidman ES. Suicide as psychache. J Nerv Ment Dis. 1993;181(3):145-7.
19. Cheng Y, Zhao WW, Chen SY, Zhang YH. Research on psychache in suicidal population: a bibliometric and visual analysis of papers published during 1994-2020. Front Psychiatry. 2021;12:727663.
20. Olié E, Guillaume S, Jaussent I, Courtet P, Jollant F. Higher psychological pain during a major depressive episode may be a factor of vulnerability to suicidal ideation and act. J Affect Disord. 2010;120(1-3):226-30.
21. Lester D. Psychache, depression, and personality. Psychol Rep. 2000;87(3 Pt 1):940.
22. Ribeiro JD, Huang X, Fox KR, Franklin JC. Depression and hopelessness as risk factors for suicide ideation, attempts and death: meta-analysis of longitudinal studies. Br J Psychiatry. 2018;212(5):279-86.
23. Zermatten A, Van der Linden M, d'Acremont M, Jermann F,Bechara A. Impulsivity and decision making. J Nerv Ment Dis. 2005;193(10):647-50.
24. Kovacs M, Beck AT, Weissman A. The communication of suicidal intent. A reexamination. Arch Gen Psychiatry. 1976;33(2):198-201.

4

As pessoas com suicidalidade recorrente

VINHETA CLÍNICA

Laura, uma mulher de 32 anos, vinha lutando contra pensamentos suicidas recorrentes há vários anos. Ela passou por vários eventos traumáticos em sua vida, incluindo a perda de um ente querido e uma história de abuso na infância. Apesar de receber terapia psicodinâmica e apoio, ela continuou a lutar contra uma intensa dor emocional e uma sensação generalizada de desesperança. Os pensamentos suicidas de Laura muitas vezes surgiam em momentos de angústia avassaladora, quando ela se sentia isolada e acreditava que não havia como escapar de seu sofrimento. Ela descreveu esses pensamentos como intrusivos e implacáveis, invadindo sua mente com pensamentos de autolesão e suicídio como um meio de acabar com sua dor.

Com o tempo, Laura aprendeu a reconhecer os gatilhos que intensificavam sua ideação suicida, como isolamento social, sentimentos de inutilidade e intensas flutuações emocionais. Ela achou desafiador comunicar sua angústia interior aos outros, temendo ser julgada ou mal-entendida. Por meio da terapia comportamental, Laura gradualmente desenvolveu estratégias de enfrentamento para controlar seus pensamentos suicidas recorrentes. Um aspecto importante foi a construção de uma rede de apoio de indivíduos compreensivos e compassivos, incluindo um terapeuta, amigos e familiares que forneceram apoio emocional e um espaço sem julgamento para ela expressar seus sentimentos.

Entre as técnicas terapêuticas que mais se encaixaram com o perfil de Laura estavam a terapia cognitivo-comportamental (TCC) e terapia comportamental dialética (DBT). Essas abordagens a ajudaram a desafiar padrões de pensa-

> mento negativo, desenvolver mecanismos de enfrentamento mais saudáveis e regular suas emoções de forma eficaz. Além disso, ela explorou práticas espirituais, como meditação e *mindfulness*, para cultivar uma sensação de paz interior e resiliência. Embora a jornada de Laura estivesse longe de ser linear, ela progrediu com o tempo. Ela encontrou consolo ao se conectar com outras pessoas que tiveram experiências semelhantes por meio de grupos de apoio e comunidades *on-line*. Ao compartilhar abertamente sua história e defender a conscientização sobre saúde mental, Laura teve como objetivo reduzir o estigma em torno de pensamentos suicidas e dar esperança a outras pessoas que possam estar lutando.

DEFINIÇÃO E PREVALÊNCIA

Inicialmente é preciso definir e deixar clara a diferença entre pensamentos suicidas e comportamentos suicidas[1-3]. É muito importante definir bem individualmente cada constructo, pois já se sabe que sua neurobiologia é distinta[4], bem como sua apresentação clínica e fenomenológica[5,6]. Isso significa que, na prática, uma pessoa com ideação suicida, geralmente, porta-se e vivencia dilemas diferentes das pessoas com comportamentos suicidas, por isso esses dois termos – pensamentos e comportamentos – têm particularidades que vêm sido ressaltadas pelos pesquisadores e pelos estudiosos da temática. Diversas são as diferenças entre as nomenclaturas, mas foge do escopo deste capítulo discutir todas as definições. A Figura 1 facilita a compreensão de cada uma dessas definições.

Os pensamentos suicidas são definidos como pensamentos, fantasias ou desejos relacionados à morte ou a causar a própria morte. Esses pensamentos podem ser abertos (como um desejo claro de morrer ou de suicidar-se) ou encobertos (como falas sobre desesperança, dor emocional intensa, entre outros) e podem variar de gravidade desde pensamentos de morte até planos de se matar. Apesar de ser extremamente difícil de avaliação pela diferença no modo de obtenção das respostas, estudos indicam que 1,1 a 19,8% das pessoas em todo o mundo apresentarão algum dia um pensamento suicida[7]. Já comportamentos suicidas englobam ações intencionais que visam causar a própria morte. Isso pode incluir uma ampla gama de comportamentos, desde gestos potencialmente suicidas (p. ex., preparatórios), tentativas de suicídio, até o ato consumado de tirar a própria vida. Novamente podem ser abertos (como tentativas de suicídio ou preparação para o ato suicida) ou encobertos (como negligenciar sua própria saúde, dirigir de forma imprudente, entre outras). Estudos indicam que 1 a 3% da população geral se engajará em algum comportamento suicida ao longo da vida[8,9].

	Pensamento suicida	Comportamento suicida
Definição geral	Pensamentos, fantasias ou desejos relacionados ao desejo de morrer ou de causar a própria morte. Variam em gravidade, englobando desde uma imagem mental até um plano claro de como pretende suicidar-se	Ações que visam causar a própria morte, incluindo uma ampla gama de comportamentos, desde gestos potencialmente suicidas (p. ex., preparatórios), tentativas de suicídio, até o ato consumado de tirar a própria vida
Aberto	Indivíduo tem clareza de que sente desejo de tirar a própria vida	Indivíduo se engaja em tentativas de suicídio ou se prepara para o ato, adquirindo os meios necessários, e fisicamente se planejando para tal
Encoberto	O indivíduo não tem clareza do pensamento, mas vivencia profunda dor emocional e desesperança	O indivíduo, por não ter clareza, age de modo a negligenciar sua própria saúde, como dirigir de forma imprudente, entre outros
Prevalência	Estudos indicam que cerca de 1,1 a 19,8% das pessoas em todo o mundo apresentarão algum dia um pensamento suicida	Estudos indicam que 1 a 3% da população geral se engajará em algum comportamento suicida ao longo da vida
Recorrência	Caracterizam-se como recorrentes se acontecem de forma repetida, isto é, mais de uma vez durante um período de 12 meses. Estudos indicam que até 40% das pessoas que já experimentaram pensamentos suicidas irão experimentá-los recorrentemente e no que diz respeito ao comportamento suicida recorrente, as taxas de tentativas de suicídio variam amplamente, com estimativas que indicam que entre 10 e 30% daqueles que já fizeram ao menos uma tentativa de tirar a própria vida se engajarão no ato novamente	

FIGURA 1   Diferenciando formas de manifestação da suicidalidade.
Fonte: elaborada pelos autores.

Pensamentos e/ou comportamentos serão definidos como recorrentes quando acontecerem de forma repetida, isto é, mais de uma vez durante um período de 12 meses. Geralmente esses indivíduos apresentam pensamentos recorrentes, de forma intrusiva, ou comportamentos frequentes, sejam gestos (preparação) sejam tentativas em si. A prevalência de pensamentos e comportamentos suicidas recorrentes varia entre diferentes populações e é influenciada por vários fatores, como idade, sexo e condições de saúde mental. A prevalência de pensamentos e comportamentos suicidas recorrentes é uma preocupação significativa por causa de sua associação com o aumento do risco de suicídio consumado. Entre adultos, estudos indicam que até 40% das pessoas que já experimentaram pensamentos suicidas experimentarão pensamentos suicidas recorrentes em algum momento de suas vidas[10,11]. No que diz respeito ao comportamento suicida recorrente, as taxas de tentativas de suicídio variam amplamente, com estimativas entre 10 e 30% naqueles que já fizeram ao menos uma tentativa de tirar a própria vida[12,13]. Essas estatísticas destacam a importância de identificar e abordar adequadamente o pensamento suicida e o comportamento suicida recorrente, a fim de oferecer o suporte e o tratamento necessários para prevenir tragédias.

Indivíduos diagnosticados com transtornos do humor, particularmente transtorno depressivo maior e transtorno bipolar, correm maior risco de ter pensamentos suicidas recorrentes e se envolver em comportamento suicida[1,2]. O transtorno de personalidade *borderline* é uma condição comumente associada a comportamentos suicidas recorrentes[14]. É importante notar que nem todos os indivíduos que experimentam pensamentos suicidas se envolvem em comportamento suicida, e nem todos os indivíduos que se envolvem em comportamento suicida têm pensamentos persistentes ou recorrentes. No entanto, a presença de pensamento suicida recorrente aumenta a probabilidade de comportamento suicida subsequente.

COMO LIDAR COM O PENSAMENTO SUICIDA?

Um primeiro pensamento suicida pode gerar medo e angústia na pessoa, na família e em todos a sua volta. Entretanto, foi visto anteriormente que ele é mais comum do que se pode imaginar, não figurando como um fenômeno inédito ou exclusivo à sua realidade. Uma estatística que corrobora esse argumento é que de 1 a cada 6 pessoas experimentarão um pensamento ao longo da vida, e, na maioria das vezes, ele pode significar muito sobre como estamos vivendo nossas vidas. Nesse momento, diversas pesquisas indicam que algumas estratégias como a meditação e a mudança de algumas rotas podem ser essenciais, como o envolvimento maior com sua rede de apoio para não se agravar e se desenvolver pensamentos recorrentes.

Inicialmente deve-se meditar sobre "Qual o propósito da vida que estamos vivendo?", "Eu quem faço minhas escolhas ou fazem por mim?", "Há algo que eu possa fazer para mudar a rota?". Buscar mudar hábitos de vida, apegar-se a sua espiritualidade e permitir que algum sentido aflore em nossas vidas são ferramentas valiosas e permitem que, na maioria das vezes, mude-se a rota e consiga-se aprender e sublimar um momento de dor. Entretanto, é importan-tíssimo avaliar também outros sintomas, vinculados a quadros psicopatológicos que muitas vezes pioram e confundem esses pensamentos e que necessitam de atenção profissional imediata e mais especial:

- Transtorno depressivo: na depressão, os pensamentos suicidas recorrentes são considerados sintoma de gravidade. Indivíduos deprimidos podem vivenciar profunda sensação de desesperança e dor emocional, que agravam o pensamento suicida. Na terapia cognitivo-comportamental, existe um conceito desenvolvido por Aaron Beck que define a tríade cognitiva – e envolve como a pessoa se vê, como ela vê o mundo a seu redor e como ela vê as possibilidades para o futuro[15]. Esses pensamentos podem ser intrusivos e persistentes, levando à convicção de que a morte é a única solução para escapar do intenso sofrimento emocional experimentado. Esses pensamentos vêm com outros sintomas, como anedonia (perda de prazer), tristeza intensa e alterações em diversos hábitos da vida, como sexo, sono e alimentação. A Figura 2 esquematiza a tríade cognitiva e apresenta exemplos de pensamentos disfuncionais frequentes relacionados a quadros depressivos e à suicidalidade.
- Transtorno obsessivo-compulsivo (TOC): no contexto do TOC, os pensamentos suicidas podem estar relacionados a obsessões intrusivas intensas, muitas vezes envolvendo o medo de causar danos a si mesmo, imagens mentais de suicídio, entre outros. Os pensamentos no TOC são egodistônicos, isto é, geram angústia excessiva para a pessoa. Os indivíduos com TOC podem

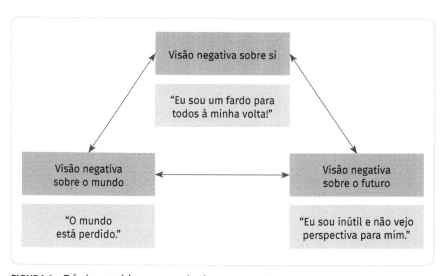

FIGURA 2 Tríade cognitiva e exemplo de pensamento.
Fonte: elaborada pelos autores com base em Beck, 1979[15].

apresentar um ciclo de pensamentos indesejados e tentativas de aliviar a ansiedade por meio de rituais compulsivos (incluindo mentais) para expulsar os pensamentos de morte. A persistência dos pensamentos suicidas pode resultar em um sofrimento significativo e comprometer a funcionalidade e a qualidade de vida.

Além de identificar esses sintomas e de possibilitar diagnósticos e tratamentos adequados (com acompanhamento psiquiátrico e psicológico), é relevante que seja observada a gravidade do pensamento suicida. Os pensamentos suicidas são acompanhados de comportamentos suicidas encobertos (ver Capítulo 2)? Os pensamentos suicidas vêm com planejamento de como se suicidar? Há história de suicídio na família ou algum acontecimento próximo a mim? Houve uma perda muito grande e sei que não darei conta sozinho? Todas essas dúvidas são relevantes e devem ser compartilhadas com uma pessoa próxima, levando em consideração a relevância que uma rede de apoio tem, inclusive para aumentar o senso de conectividade, sobre o qual se discorre em diversos momentos ao longo deste livro. Para o familiar ou a pessoa próxima, saiba que falar sobre suicídio não aumenta seu risco, pelo contrário, o diminui[16].

A fala de que "cão que late não morde", abordada mais detalhadamente no Capítulo 2 que trata dos mitos sobre o suicídio, não é real. Portanto, ao observar algum sinal de gravidade ou de recorrência de tal pensamento busque ajuda ou, caso seja um familiar e perceba que alguém próximo está em sofrimento, oriente-o a buscar ajuda profissional, seja de um psicólogo especialista seja de um psiquiatra.

COMO LIDAR COM O COMPORTAMENTO SUICIDA?

Sem dúvidas, o comportamento suicida gera mais medo, dúvidas e por muitas vezes culpa na pessoa e nos demais em sua volta. Esse acontecimento ficará marcado e mudará muitos aspectos de sua vida. A frase "o suicida não quer acabar com a vida, mas a maneira que a vida está sendo vivida" é real e deve ser evidenciada nesse momento desafiador.

Diante de um episódio de autolesão, orienta-se os quatro passos a seguir:

1. Levar a pessoa ao pronto-socorro mais próximo para que os cuidados iniciais sejam realizados por uma equipe médica especializada.
2. Evitar deixar a pessoa sozinha.
3. Chamar alguém próximo de confiança que possa dar um cuidado acolhedor.
4. Se houver, comunicar o médico psiquiatra e/ou o psicólogo que faz o acompanhamento contínuo.

Para um primeiro episódio suicida (PES), siga as seguintes orientações:

- Seja empático: muitas vezes ouvir é melhor do que falar. Ouça e ofereça acolhimento para as dores do outro e evite cobrá-lo ou que a pessoa queira relembrar o que houve de maneira a se explicar. Tudo tem seu momento.
- Encoraje a busca por tratamento: incentive a pessoa a procurar ajuda profissional, como psicólogos ou psiquiatras. Procure profissionais acolhedores e que saibam lidar com a temática.
- Mantenha uma rede de apoio: crie uma rede de apoio composta de amigos, familiares e profissionais de saúde mental. Trabalhar em conjunto pode fornecer um sistema de suporte sólido para a pessoa durante momentos difíceis.
- Reduza o acesso a meios letais: talvez este seja o ponto mais importante[17]. Se possível, minimize o acesso da pessoa a meios que possam ser usados para o suicídio, como medicamentos perigosos, alturas ou armas de fogo.
- Eduque-se sobre o tema: procure aprender mais sobre comportamento suicida, suas causas e sinais de alerta. Isso permitirá que uma abordagem mais informada e compreensiva.
- Promova um ambiente seguro: crie um ambiente seguro e não punitivo para a pessoa se expressar. Evite fazer comentários pejorativos ou minimizar seus sentimentos; caso não saiba o que dizer, apenas escute.
- Estimule a adesão ao tratamento: caso a pessoa esteja em tratamento, apoie e incentive a continuidade do processo terapêutico e, se prescrito, do uso

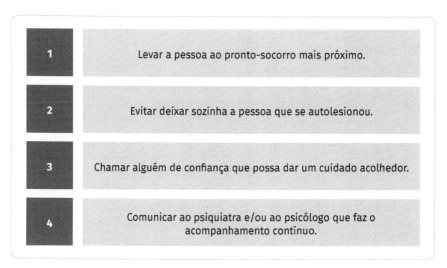

FIGURA 3 Orientações diante de um episódio de autolesão.

adequado de medicamentos. Muitas medicações demoram para funcionar ou podem não ter a ação esperada; sempre comunique o médico que a acompanhe.

- Evite a superproteção: embora seja natural querer proteger um ente querido em dificuldade, a superproteção excessiva pode ter efeitos contraproducentes. Permita que a pessoa assuma responsabilidades e enfrente desafios adequados à sua capacidade, pois isso promove o desenvolvimento de habilidades de enfrentamento e autonomia.

- Não minimize ou negue a situação: evite minimizar ou negar a gravidade do comportamento suicida recorrente. Ignorar ou desvalorizar seus sentimentos pode fazer a pessoa se sentir invalidada ou incompreendida, prejudicando sua busca por ajuda adequada.

- Não faça julgamentos ou críticas: evite fazer julgamentos ou críticas à pessoa com comportamento suicida recorrente. Comentários pejorativos ou culpabilizantes podem agravar seus sentimentos de inadequação e isolamento, dificultando ainda mais sua recuperação.

- Não assuma a responsabilidade total e não se culpe: embora seja importante oferecer apoio, é fundamental reconhecer que você não é responsável pelos pensamentos ou pelas ações suicidas da pessoa. Evite carregar todo o peso dessa situação em seus ombros, buscando também o suporte adequado para si mesmo(a) e encorajando a pessoa a buscar ajuda profissional. A culpa pode causar adoecimento e prejuízos no tratamento, não permitindo que a pessoa readquira a autonomia perante sua vida.

- Entenda seus limites e cuide-se para cuidar: é essencial que cada membro da família cuide de sua própria saúde mental e emocional ao lidar com uma pessoa com comportamento suicida recorrente. Reconheça seus próprios limites e busque o apoio necessário, seja por meio de terapia, grupos de apoio ou conversas com outros familiares.

- Evite ações impulsivas: em momentos de crise, evite tomar decisões impulsivas ou reagir de maneira emocionalmente carregada. Procure manter a calma e a clareza e busque orientação profissional para lidar com a situação de forma adequada.

- Fique sempre atento: o risco de um comportamento suicida após uma tentativa é grande e não deve ser ignorado, devendo as atenções serem redobradas nas primeiras semanas após uma tentativa[18]. Caso perceba quaisquer indícios de um novo comportamento suicida, não os ignore ou subestime, procurando ou orientando a ajuda profissional imediatamente, buscando um serviço de atendimento de emergência ou um profissional de saúde mental.

A Figura 4 resume os pontos elencados ao longo dessa recomendação.

I	**Seja empático** Evite ao máximo emitir julgamentos e demonstre preocupação pelo bem-estar da pessoa, ainda que seja desafiador entendê-la
II	**Incentive a busca por profissionais** Idealmente profissionais de saúde – psiquiatras e psicólogos – que trabalhem baseados em evidências e tenham experiência na área
III	**Mantenha uma rede de apoio** A conectividade com a família e amigos pode ser crucial para apoiar quem sofre de pensamentos e comportamentos suicidas
IV	**Reduza o acesso a meios letais** Ajude a pessoa a diminuir o contato com materiais potencialmente letais e traçar estratégias para que ela esteja protegida
V	**Eduque-o sobre o tema** Paute-se em informações científicas e serviços confiáveis para indicar caminhos possíveis de informação sobre o tema
VI	**Promova um ambiente seguro** Componha um ambiente física e emocionalmente seguro, em que a pessoa se sinta bem em se expressar
VII	**Estimule a adesão ao tratamento** Verifique se a pessoa está comparecendo às consultas, tomando as medicações, se for o caso, e engajando no tratamento
VIII	**Evite a superproteção** Apesar de o cuidado ser essencial, uma postura que incentive a independência do indivíduo também é essencial no tratamento
IX	**Não minimize ou negue a proteção** A vulnerabilidade psicológica pode demandar cuidados tão intensivos quanto a física, portanto não desconsidere os sentimentos
X	**Não faça julgamentos ou críticas** Cada indivíduo tem uma história de vida e um repertório, por isso não subestime os pensamentos ou os sentimentos da pessoa em sofrimento
XI	**Não se culpe!** Não assuma a responsabilidade total, porque a suicidalidade é um fenômeno multifatorial, decorrente de múltiplas causas
XII	**Entenda seus limites e se cuide!** Para cuidar de alguém também é preciso estar sob cuidados, porque esse papel pode ser demandante. Busque ajuda se necessário!
XIII	**Evite ações impulsivas** Busque manter a calma ainda em momentos de crises suicidas ou agir sob influência de exacerbada emocionalidade
XIV	**Fique sempre atento** Em casos graves, é importante manter a pessoa sob assistência integral, já que ela tem poucos recursos para enfrentar as crises sozinha

FIGURA 4 Orientações diante de qualquer pensamento e comportamento suicida.

Para uma apresentação recorrente da suicidalidade há sempre que questionar as ações e conduções de todos, incluindo de familiares. Não de uma forma a se culpar, mas sim como um modo de empaticamente tentar entender como se pode recuperar a estabilidade do indivíduo e familiar. Lembre-se sempre de que o cuidado é a essência da vida, e o amor, a essência do cuidado. O amor e o cuidado andam juntos, mas muitas vezes, diante de situações complicadas, aparece a versão oposta do amor, a raiva, a qual pode criar um campo de germinação para novos transtornos mentais. O amor inclui respeitar seus limites e do outro, cuidar-se, reestruturar-se para permitir que o outro possa se reestruturar, permitindo que o exemplo seja de vida, e não de morte.

O TRANSTORNO DE PERSONALIDADE *BORDERLINE*

Os transtornos de personalidade apresentados na Figura 4 incluem diversas manifestações, e um deles se destaca no sentido de estar mais relacionado à suicidalidade. O transtorno de personalidade *borderline* (TPB)[19] é uma condição psiquiátrica crônica a qual é caracterizado por "extrema sensibilidade a menosprezos interpessoais percebidos, um senso instável de si mesmo, emocionalidade intensa e volátil e comportamentos impulsivos que muitas vezes são autodestrutivos". Pessoas com TPB muitas vezes experimentam oscilações extremas de humor, passando de episódios de raiva, tristeza e ansiedade para momentos de euforia e empolgação. Essas flutuações emocionais, diferentemente de pacientes com transtorno afetivo bipolar (TAB) podem ser desencadeadas por eventos do cotidiano (como sensações de críticas, abandono ou rejeição) e são acompanhadas por uma sensação intensa de medo de abandono.

Além dessa descrição das dificuldades no gerenciamento das emoções, os pacientes com TPB apresentam dificuldades importantes nos relacionamentos interpessoais. Eles tendem a ter relacionamentos intensos e instáveis, alternando entre idealização (amar demais) e desidealização (odiar) de outras pessoas. Esses conflitos nos relacionamentos geralmente as tornam isoladas e reforçam a visão negativa que elas têm de si, além de amplificarem a visão negativa que apresentam de si mesmas. Não é incomum uma visão negativa exagerada de si e dos outros em sua volta, com uma baixa capacidade de *insight* sobre suas próprias emoções e o que pode tê-las desencadeado. O TPB está frequentemente associado ao comportamento suicida recorrente. Estudos mostram que indivíduos com TPB têm uma taxa de comportamento suicida significativamente maior em comparação com a população em geral, e até 10% dos pacientes com TPB sem tratamento morrerão por suicídio[14]. Esses comportamentos se alongam por anos, levando a um cansaço extremo da família e de pessoas próximas e, na maioria das vezes, não levam ao suicídio de fato. No entanto, o cuidado para discriminar aqueles com menor risco dos com maior risco é contínuo e mutável e deve ser feito cuidadosamente por um especialista. A família geralmente tende a amplificar ou a reduzir os riscos, reforçando assim comportamentos disruptivos dos pacientes.

A identificação precoce do TPB e a implementação de intervenções terapêuticas apropriadas são fundamentais para reduzir o risco de comportamento suicida. Tratamentos como a terapia comportamental dialética (TCD) têm se mostrado eficazes na redução dos comportamentos suicidas em indivíduos com TPB, fornecendo habilidades de regulação emocional e estratégias de enfrentamento saudáveis. Nesse campo deve-se salientar que a psicoterapia é fundamental na melhora desses pacientes e que não existem medicamentos considerados eficazes na melhora desses sintomas, tendo inclusive alguns que podem levar em sua piora[20,21]. Enfatiza-se também que as psicoterapias não são iguais e, nem tampouco, igualmente eficazes, devendo-se lançar mão de terapias validadas para esse grupo de pacientes, como terapia comportamental dialética e terapia baseada na mentalização[22].

Por fim, o apoio da família é essencial. Uma das maneiras pelas quais a família pode oferecer suporte é por meio da psicoeducação sobre o TPB. Ao compreender os sintomas e as dificuldades associadas ao transtorno, os familiares podem ter uma visão mais compassiva e empática do sofrimento do indivíduo e ter uma conduta mais assertiva com relação. Isso também pode ajudar a reduzir o estigma e o julgamento que muitas vezes acompanham os transtornos mentais, criando um ambiente de apoio e compreensão. No entanto, é importante lembrar que o suporte familiar também pode ser uma tarefa exigente e desgastante para a maioria das famílias; em alguns casos, certos padrões de interação familiar podem inadvertidamente reforçar o comportamento destrutivo. É importante entender os momentos em que a família pode contribuir para essa dinâmica negativa, a fim de evitar a perpetuação dos comportamentos problemáticos. Três fatores podem impactar negativamente o cuidado dos pacientes com TPB:

1. A falta de limites claros.
2. Negligência do sofrimento.
3. Superproteção.

Se os membros da família não estabelecem regras consistentes e consequências adequadas para as ações problemáticas, a pessoa com TPB pode sentir que seus comportamentos são tolerados ou até mesmo recompensados. Isso pode levar a uma repetição dos comportamentos disfuncionais, já que a pessoa não recebe um sinal claro de que essas ações são inaceitáveis. Além disso, a invalidação emocional pode intensificar o comportamento destrutivo. Quando os familiares minimizam ou ignoram os sentimentos e as necessidades da pessoa com TPB, isso pode levar a uma sensação de desvalorização e desespero. Em resposta, a pessoa pode recorrer a comportamentos autodestrutivos como uma forma de expressar sua dor ou obter apoio emocional. É essencial que os membros da família reconheçam e validem as emoções do indivíduo, demonstrando empatia e oferecendo suporte emocional adequado. Por fim, a superproteção também pode contribuir para o reforço do comportamento destrutivo. Quando os familiares superprotegem a pessoa com TPB, evitando que ela enfrente as consequências naturais de suas ações ou assuma responsabilidades, isso pode perpetuar uma dinâmica de dependência e incapacidade. Essa falta de autonomia pode impedir o crescimento e o desenvolvimento saudável da pessoa com TPB, mantendo-a presa em um ciclo de comportamentos destrutivos.

O tratamento do TPB é complexo e envolve múltiplas camadas de cuidado, começando sempre pelo autocuidado do cuidador, evitando a sobrecarga de quem cuida, seguindo sempre para permitir que a vida daquele que sofre faça sentido, e a mudança de comportamento seja não apenas para evitar o sofrimento, mas para gerar uma vida que vale a pena ser vivida.

REFERÊNCIAS

1. Turecki G, Brent DA. Suicide and suicidal behaviour. Lancet. 2016;387(10024):1227-39.
2. Turecki G, Brent DA, Gunnell D, O'Connor RC, Oquendo MA, Pirkis J, et al. Suicide and suicide risk. Nat Rev Dis Primers. 2019;5(1):74.
3. De Leo D, Goodfellow B, Silverman M, Berman A, Mann J, Arensman E, et al. International study of definitions of English-language terms for suicidal behaviours: a survey exploring preferred terminology. BMJ Open. 2021;11(2):e043409.
4. Schmaal L, van Harmelen AL, Chatzi V, Lippard ETC, Toenders YJ, Averill LA, et al. Imaging suicidal thoughts and behaviors: a comprehensive review of 2 decades of neuroimaging studies. Molecular Psychiatry. 2020;25(2):408-27.
5. Pompili M. Exploring the phenomenology of suicide. Suicide Life Threat Behav. 2010;40(3):234-44.
6. Van Orden KA, Witte TK, Cukrowicz KC, Braithwaite SR, Selby EA, Joiner Jr. TE. The interpersonal theory of suicide. Psychol Rev. 2010;117(2):575-600.
7. Casey P, Dunn G, Kelly BD, Lehtinen V, Dalgard OS, Dowrick C et al. The prevalence of suicidal ideation in the general population: results from the Outcome of Depression International Network (ODIN) study. Soc Psychiatry Psychiatr Epidemiol. 2008;43(4):299-304.
8. ten Have M, de Graaf R, van Dorsselaer S, Verdurmen J, van 't Land H, Vollebergh W et al. Incidence and course of suicidal ideation and suicide attempts in the general population. Can J Psychiatry. 2009;54(12):824-33.
9. Lövestad S, Löve J, Vaez M, Waern M, Hensing G, Krantz G. Suicidal ideation and attempts in population-based samples of women: temporal changes between 1989 and 2015. BMC Public Health. 2019;19(1):351.
10. Dugas EN, Low NC, O'Loughlin EK, O'Loughlin JL. Recurrent suicidal ideation in young adults. Can J Public Health. 2015;106(5):e303-7.

11. de Beurs D, Ten Have M, Cuijpers P, de Graaf R. The longitudinal association between lifetime mental disorders and first onset or recurrent suicide ideation. BMC Psychiatry. 2019;19(1):345.

12. Kapur N, Cooper J, King-Hele S, Webb R, Lawlor M, Rodway C, et al. The repetition of suicidal behavior: a multicenter cohort study. J Clin Psychiatry. 2006;67(10):1599-609.

13. Suárez-Pinilla P, Pérez-Herrera M, Suárez-Pinilla M, Medina-Blanco R, López-García E, Artal-Simón J, et al. Recurrence of suicidal thoughts and behaviors during one year of follow-up: An exploratory study. Psychiatry Res. 2020;288:112988.

14. Paris J. Suicidality in borderline personality disorder. Medicina (Kaunas). 2019;55(6).

15. Beck AT. Cognitive therapy and the emotional disorders. Penguin; 1979.

16. Dazzi T, Gribble R, Wessely S, Fear NT. Does asking about suicide and related behaviours induce suicidal ideation? What is the evidence? Psychol Med. 2014;44(16):3361-3.

17. Zalsman G, Hawton K, Wasserman D, van Heeringen K, Arensman E, Sarchiapone M, et al. Suicide prevention strategies revisited: 10-year systematic review. Lancet Psychiatry. 2016;3(7):646-59.

18. Sara PL, Jonas B, Åsa W, Agneta O, Katarina Skogman P. Long-term risk factors for suicide in suicide attempters examined at a medical emergency in patient unit: results from a 32-year follow-up study. BMJ Open. 2020;10(10):e038794.

19. Gunderson JG, Herpertz SC, Skodol AE, Torgersen S, Zanarini MC. Borderline personality disorder. Nat Rev Dis Primers. 2018;4:18029.

20. Stoffers-Winterling J, Storebø OJ, Lieb K. Pharmacotherapy for borderline personality disorder: an update of published, unpublished and ongoing studies. Curr Psychiatry Rep. 2020;22(8):37.

21. Lieslehto J, Tiihonen J, Lähteenvuo M, Mittendorfer-Rutz E, Tanskanen A, Taipale H. Comparative Effectiveness of Pharmacotherapies for the Risk of Attempted or Completed Suicide Among Persons With Borderline Personality Disorder. JAMA Network Open. 2023;6(6):e2317130.

22. Stoffers-Winterling JM, Storebø OJ, Kongerslev MT, Faltinsen E, Todorovac A, Sedoc Jørgensen M, et al. Psychotherapies for borderline personality disorder: a focused systematic review and meta-analysis. Br J Psychiatry. 2022;221(3):538-52.

5

A influência das redes sociais no pensamento e no comportamento suicida

VINHETA CLÍNICA

Lucas era um jovem saudável, com uma família presente e acolhedora. Sempre foi muito sociável e encontrava nas pessoas uma forma de ressignificar sua vida e seus sofrimentos. Entretanto, começou a sofrer *bullying* na escola, e isso fez tudo desmoronar em sua mente. Lucas recorreu às redes sociais como forma de escapar e de buscar conexão com outros que não fossem esses de sua escola. Inicialmente, ele encontrou algum conforto nessas interações *on-line* ao descobrir grupos de apoio e comunidades nos quais pessoas compartilhavam histórias semelhantes às suas. Essa sensação de pertencimento o aliviou ao perceber que não estava sozinho em seus sentimentos de baixa autoestima e solidão.

No entanto, à medida que Lucas se aprofundava no mundo das redes sociais, começou a se deparar com conteúdo perturbador: postagens de pessoas que enfrentavam problemas semelhantes, mas, em vez de encontrar apoio, viu a glorificação do sofrimento e dos pensamentos suicidas. Infelizmente, Lucas foi gradualmente absorvido por essa narrativa tóxica e começou a se envolver cada vez mais com grupos e páginas que promoviam a ideia de que a morte era a única solução para seus problemas. Nesse momento crítico, um dos melhores amigos *on-line* de Lucas percebeu seu estado preocupante e decidiu intervir. Esse amigo enviou mensagens de apoio, incentivando o rapaz a buscar ajuda profissional e relembrando-o de seu valor como pessoa. Essa intervenção se mostrou um ponto de virada crucial para Lucas.

> Determinado a melhorar sua situação, Lucas decidiu se afastar das comunidades *on-line* que promoviam o sofrimento e buscou ajuda profissional. Com o tempo, encontrou um terapeuta que o auxiliou a lidar com seus problemas emocionais e desenvolver estratégias saudáveis de enfrentamento. Hoje ele se esforça para fugir dos perigos de uma "vida perfeita" das redes sociais, entendendo que não há perfeição nem tampouco vida perfeita. Passou a olhar mais para seus valores e menos para os dos demais, além de entender suas dificuldades como desafios que podem ser superados ou, muitas vezes, entendidos como parte dos desafios de ser humano.

O USO DAS REDES SOCIAIS E A SAÚDE MENTAL

Não é novidade para ninguém que, nos últimos anos, as redes sociais têm se tornado um fenômeno com muita influência nos pensamentos e comportamentos humanos. Segundo pesquisa do Global WebIndex[1] de 2023, 60% da população mundial usa redes sociais com uma média de uso global de 2 horas e 24 minutos. Por curiosidade, a rede social mais utilizada é o Facebook®, seguida do YouTube®, Instagram® e TikTok®.

Diante desse avanço, estudos recentes têm se debruçado no entendimento dos efeitos das redes sociais na saúde mental. Uma última metanálise sobre o tema revelou uma forte relação entre o uso das redes sociais e sintomas depressivos e ansiosos[2]. Essa relação esteve frequentemente associada ao uso problemático (patológico) desses ambientes virtuais. No geral, quanto mais tempo uma pessoa passa nessa atividade, piores foram os resultados observados. Os fatores relacionados ao uso problemático das redes sociais foram o uso específico durante a noite, o envolvimento emocional e o comportamento do indivíduo, se usuário ativo ou passivo. Entretanto, um estudo longitudinal evidenciou que o uso não abusivo de internet para fins de conexão com os amigos apresentou melhora nos sintomas depressivos de adultos[3].

Uma metanálise recente de dose-resposta encontrou aumento do risco de depressão de 13% para cada hora a mais de uso de redes sociais em adolescentes[4]. Estudo recente encontrou altas taxas de sintomas depressivos (14,14 a 48,3%), ansiosos (7,4 a 47,82%) e de estresse (37,67%) após exposição às redes sociais com cobertura de notícias sobre covid-19 na população em geral, além de sintomas aumentados em indivíduos com maior tempo de uso[5].

Esses achados citados, embasados em estudos científicos, reforçam a preocupação com a temática. De fato, enquanto por um lado as redes sociais têm entrado no mundo sem caminho de volta, por outro suas consequências negativas ainda são pouco conhecidas. A vivência de uma vida paralela (a da internet), a crença equivocada em uma vida melhor dos demais em sua volta, o distanciamento que as redes trazem dos amigos e dos familiares, a diminuição do interesse pelas coisas "triviais" do cotidiano (já que a vida *on-line* parece ser muito mais interessante) e, por fim, a quebra da fantasia quando se conclui que tudo aquilo não é real, com geração de desesperança e dor emocional (muitas vezes incompreendida por muitos adultos), são apenas alguns dos fatores que podem contribuir para uma saúde mental pior da geração atual.

DEPENDÊNCIA DE INTERNET

Essas questões levantadas são tão preocupantes que a 11ª edição da Classificação Estatística Internacional de Doenças e Problemas Relacionados à Saúde (CID-11), que é um manual utilizado por profissionais de saúde para avaliar e diagnosticar doenças e transtornos, inclui a dependência da internet/digital ou *gaming disorder*, como uma patologia emergente.

Apesar de haver fatores específicos a cada público relacionados a esse padrão de dependência de internet, percebe-se que o uso excessivo do ambiente virtual pode estar associado a uma dificuldade em desenvolver um repertório de respostas adaptativas diante de demandas cotidianas, perpetuando ainda mais seu uso, visto que o indivíduo tenderá a refugiar-se na vida virtual, perpetuando esse processo disfuncional de enfrentamento[6].

Como se trata de um diagnóstico recente, ainda não há um consenso a respeito de seus critérios diagnósticos, mas uma pesquisadora propôs uma lista de diagnósticos para um profissional de saúde diagnosticar essa dependência. O paciente deve apresentar 5 dos 8 listados na Tabela 2[7].

É importante ressaltar que o diagnóstico só pode ser feito por um psiquiatra ou um psicólogo, mas a lista de sintomas proposta por essa autora pode ser uma forma de aumentar a conscientização sobre a investigação do transtorno. Se você ou alguém de seu convívio parece apresentar critérios da lista da Tabela 2, pode ser interessante consultar um profissional para avaliar se o uso da internet deixou de ser um hábito social salutar e passou a representar um problema que coloca riscos para a saúde.

Os riscos incluem a perda da capacidade de tolerância ao mal-estar, que é uma habilidade considerada central para o desenvolvimento de uma vida psíquica saudável, de acordo com a terapia comportamental dialética, que está intimamente relacionada com a fuga do sofrimento. Por não conseguirem engajar em uma regulação emocional por meio de estratégias mais funcionais e adaptativas, acabam apelando para a virtualidade como forma de distração.

TABELA 1 Fatores associados à dependência de internet em diferentes populações

Público	Fatores associados à dependência de internet
Adolescentes	Baixa autoestima Busca de novas sensações Intolerância à frustração Introversão Baixa estabilidade emocional Solidão Baixa satisfação com a vida Uso da internet para regular o humor Relações familiares inadequadas
Famílias dos adolescentes	Pouca comunicação parental Baixa orientação dos pais sobre o risco do uso inadequado da internet Falta de regras sobre o tempo de uso da internet
Adultos	Impulsividade Estilo de apego inseguro Baixo autocontrole Escapismo Solidão Evitação ou esquiva de emoções negativas Carência afetiva Estado de ânimo disfórico

Fonte: elaborado pelos autores com base em Tavares et al., 2021[6].

TABELA 2 Proposta de critérios diagnósticos para a dependência da internet

Preocupação excessiva com a internet
Necessidade de aumentar o tempo conectado (*on-line*) para ter a mesma satisfação.
Exibir esforços repetidos para diminuir o tempo de uso da internet.
Apresentar irritabilidade e/ou depressão.
Quando o uso da internet é restringido, apresentar labilidade emocional (internet vivida como forma de regulação emocional).
Permanecer mais tempo conectado (*on-line*) do que o programado.
Ter o trabalho e as relações familiares e sociais em risco pelo uso excessivo.
Mentir aos outros a respeito da quantidade de horas conectadas.

Fonte: Young et al., 2007[7].

Um proeminente pensador e escritor do século passado versou a respeito, em sua distopia *Admirável mundo novo*: "O desenvolvimento de uma vasta indústria de comunicação de massa dizia respeito, em grande parte, não ao verdadeiro ou ao falso, mas ao irreal, o mais ou menos totalmente irrelevante... falhou em levar em conta o apetite quase infinito do homem por distrações"[8].

Apesar dessa alarmante reflexão já proposta por Aldous Huxley, que leva à reavaliação do uso de internet e de outras estratégias que oferecem recompensas em curto prazo, mas podem ser danosas em longo prazo, somente uma minoria das pessoas poderia ser formalmente diagnosticada com essa psicopatologia. A maior parte dos usuários tende a desenvolver formas adaptativas de usar a tecnologia em seu cotidiano, contudo, em especial por conta do tema de interesse deste livro, entende-se a preocupação que se deve ter com a influência que ela pode exercer na vida das pessoas.

REDES SOCIAIS E IDEAÇÃO SUICIDA

Além de o uso das redes estar ligado a essa piora importante da saúde mental dos usuários, uma consequência ainda mais dura é o aumento da suicidalidade (pensamentos e comportamentos suicidas). Duas revisões sistemáticas com metanálise recentes investigaram o uso de redes sociais e suicidalidade[9,10]. Ambas encontraram esses fenômenos como potenciais fatores de risco para o desenvolvimento de pensamentos e comportamentos suicidas, como: tempo de uso excessivo (acima de 2 horas de uso), *sexting* (enviar mensagens de conteúdos sexuais para os pares), ser vítima de *cyberbullying*, ver conteúdos sobre comportamentos suicidas e, por fim, comparação excessiva com os demais.

Um estudo de autópsia psicológica de adolescentes que faleceram por suicídio[11] encontrou outros diversos pontos que podem ser entendidos como de risco nesses indivíduos, como: uso excessivo de redes sociais, comparação com os demais, busca por conteúdos sobre suicidalidade e depressão que podem servir de gatilho ou mesmo de maus exemplos (mesmo que inconscientes) e, por fim, o que chamaram "identidade suicida", que é quando o jovem se envolve tanto com seus próprios pensamentos e comportamentos suicidas que passa a ser difícil para ele imaginar a vida sem eles. Os adolescentes que se identificam dessa forma têm medo de quem seriam se recuperassem sua identidade original, pois seus problemas de saúde mental lhes fornecem um senso de pertencimento e identidade. Isso cria certa dependência a comportamentos patológicos, os quais a própria rede social pode reforçar por meio de *likes* ou de amizades que compartilham ideias semelhantes.

Deve-se também salientar o suicídio por contágio, também chamado "efeito Werther". Já se sabe que a disseminação de forma imprudente de suicídio, transtornos mentais ou assuntos relacionados pode aumentar o risco de suicídio[12]. As mídias sociais desempenham papel significativo na disseminação de informações e na formação de opiniões. Elas têm o potencial de amplificar o contágio do suicídio, uma vez que permitem que notícias, relatos pessoais e conteúdos relacionados à temática sejam compartilhados rapidamente e alcancem grande número de pessoas. Isso pode resultar na exposição de indivíduos vulneráveis a informações e estímulos que podem desencadear pensamentos e comportamentos suicidas[13].

A seguir um resumo de alguns fatores de risco conhecidos pelos estudos sobre o uso patológico das redes:

- Uso excessivo: o uso deve ser algo individual, já que existem pessoas que utilizam as redes sociais para fins de trabalho; entretanto, estudos com consumidores têm apontado que o uso de mais do que 2 horas diárias está associado a piores índices de saúde mental.
- Consumo de conteúdos sobre depressão e suicidalidade: consumir conteúdo sobre adoecimento mental e não sobre saúde mental está associado fortemente com piora da ideação suicida e de comportamentos suicidas. Indica-se o conteúdo de pessoas especializadas com histórias de superação.
- *Sexting*: curiosamente o fenômeno de *sexting* (enviar mensagens de conteúdo sexual) tem sido associado a maiores índices de suicidalidade. Esse fenômeno pode ser entendido pelo fato da maioria das pessoas se sentir obrigada (para uma aceitação virtual) a enviar esses conteúdos ou mesmo exposta ao enviarem.
- Comparação excessiva: o consumo de "influenciadores" que possuem vidas muito distantes das nossas e somente expõem seu lado positivo está associado a maiores índices de ideação suicida. Lembre-se sempre de que na maioria das vezes os maiores sofrimentos estão escondidos onde menos se imagina.
- Confusão com a personalidade suicida: a comunicação excessiva com pares que também se apresentam deprimidos pode ser uma faca de dois gumes quando as pessoas se confundem com essa identidade e passam a ser reconhecidas como "deprimidas". Ao se reconhecer isso, é importantíssimo que se inicie um processo terapêutico mais especializado e voltado à reconstrução de uma identidade mais positiva.

FATORES DE PROTEÇÃO E INTERVENÇÃO

Embora possa parecer controverso, as redes sociais também podem ser utilizadas para a prevenção e o suporte de pessoas com risco de suicídio. Uma única metanálise sobre o tema apresenta alguns estudos sobre o uso das redes sociais na prevenção de suicídio, entretanto não há estudos de intervenção que avaliem a eficácia dessas práticas[14]. Um dos principais pontos em que as redes sociais podem ser úteis é no compartilhamento de informações e divulgação de materiais para indivíduos que não teriam outra forma de acesso a conteúdos. Por isso é importante sempre consumir materiais de pessoas com experiência na produção de conteúdo acadêmico, embasado por suas práticas e atividades profissionais.

Nesse sentido é muito importante nos dias de hoje influenciadores de mídia social, celebridades e organizações com alto alcance desempenharem papel importante na conscientização sobre saúde mental e prevenção do suicídio. Eles têm a capacidade de alcançar um público amplo e diversificado, usando suas plataformas para compartilhar informações, histórias pessoais, recursos e mensagens de esperança. Essas figuras influentes podem ajudar a combater o estigma em torno da saúde mental, encorajar as pessoas a buscar ajuda e fornecer orientações sobre como apoiar aqueles que estão em situação de risco.

Por fim, uma outra forma é a comunicação rápida e a integração entre pessoas, que pode ser feita de forma positiva, gerando apoio e suporte. Isso tanto na integração com amigos, familiares e pessoas distantes quanto entre profissionais e grupos de apoio anônimos que podem ser criados e gerenciados por especialistas. Da mesma forma que o espelhamento de práticas negativas e que levem ao autodepreciamento, podem ocorrer atitudes positivas que levem a práticas saudáveis, compassivas e amorosas que também podem ser incentivadas. Nesse sentido, para indivíduos mais jovens, o controle parental passa a ser fundamental.

DICAS PARA O USO SAUDÁVEL DAS REDES SOCIAIS

Muito embora existam todas essas dificuldades, a seguir algumas dicas de como utilizar as redes sociais de forma saudável:

- Estabeleça limites de tempo de uso: defina um tempo específico para usar as redes sociais e evite ultrapassar esse limite. No geral, a indicação é de no máximo 2 horas por dia. Evite usar as redes sociais antes de dormir, pois isso pode prejudicar seu sono. Além disso, pode deixá-lo(a) mais ansioso(a) por entrar em contato com as exposições diversas, como a luz azul emitida pelos aparelhos, que pode interferir na qualidade do sono.
- Faça sempre uma autoavaliação: esteja atento aos gatilhos emocionais que podem surgir ao ver certos tipos de conteúdo e evite expor-se a eles desnecessariamente. Esteja consciente de como você se sente ao usar as redes sociais. Se perceber que está se sentindo ansioso, triste ou com baixa autoestima, faça uma pausa.

- Tente evitar comparações sociais: lembre-se de que as pessoas geralmente mostram apenas o lado positivo de suas vidas nas redes sociais. Evite comparar-se com as aparências idealizadas e perceba que todos têm suas próprias lutas e desafios. Valorize suas próprias conquistas e progressos em vez de se concentrar nas realizações dos outros.
- Cultive relacionamentos presenciais: priorize as relações presenciais em vez de encontros *on-line*. Reserve as redes sociais para momentos oportunos, nos quais as relações presenciais não sejam possíveis.
- Reveja quem você está seguindo: avalie regularmente suas conexões nas redes sociais e remova ou oculte pessoas ou conteúdos que não contribuem para seu bem-estar. Procure se conectar com pessoas e comunidades que compartilhem interesses e valores semelhantes. Siga páginas e perfis que promovam conteúdo positivo, inspirador e motivador.
- E, o principal, pratique o desapego digital: reserve um tempo (maior do que o tempo reservado às redes) para se desconectar completamente das redes sociais e se envolver em atividades *off-line*, como *hobbies*, exercícios físicos ou meditação. Explore outras formas de se entreter e se envolver com o mundo a seu redor, descubra novos gostos, conecte-se com a natureza e com pessoas desconhecidas. Esteja aberto a entender a vida como fim em si mesmo, e não apenas como um meio para alcançar um fim.

A Figura 1 resume as dicas compiladas para um uso mais saudável das redes sociais.

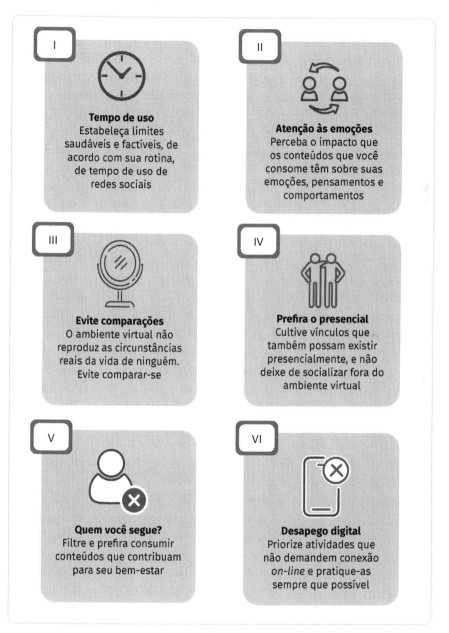

FIGURA 1 Dicas para um uso mais saudável das redes sociais.

REFERÊNCIAS

1. Chaffey D. Global social media statistics research summary 2023. Smart Insights. 2023. Disponível em: https://www.smartinsights.com/social-media-marketing/social-media-strategy/new-global-social-media-research/. Acesso em: 5 out. 2023.
2. Lopes LS, Valentini JP, Monteiro TH, Costacurta MCF, Soares LON, Telfar-Barnard L, et al. Problematic social media use and its relationship with depression or anxiety: a systematic review. Cyberpsychol Behav Soc Netw. 2022;25(11):691-702.
3. Bessière K, Pressman S, Kiesler S, Kraut R. Effects of internet use on health and depression: a longitudinal study. J Med Internet Res. 2010;12(1):e6.
4. Liu M, Kamper-DeMarco KE, Zhang J, Xiao J, Dong D, Xue P. Time spent on social media and risk of depression in adolescents: a dose-response meta-analysis. Int J Environ Res Public Health. 2002;19(9).
5. Phalswal U, Pujari V, Sethi R, Verma R. Impact of social media on mental health of the general population during Covid-19 pandemic: A systematic review. J Educ Health Promot. 2023;12:23.
6. Tavares H, Nabuco de Abreu C, Seger L, Mariani MMC Filomensky TZ. Psiquiatria, saúde mental e a clínica da impulsividade. Barueri: Manole; 2021.
7. Young KS, Yue XD, Ying L. Prevalence estimates and etiologic models of internet addiction. Internet Addiction. 2007:1-17.
8. Huxley A. Brave new world revisited. HarperCollins; 2006.
9. Macrynikola N, Auad E, Menjivar J, Miranda R. Does social media use confer suicide risk? A systematic review of the evidence. Computers in Human Behavior Reports. 2021;3:100094.
10. Nesi J, Burke TA, Bettis AH, Kudinova AY, Thompson EC, MacPherson HA, et al. Social media use and self-injurious thoughts and behaviors: A systematic review and meta-analysis. Clin Psychol Rev. 2021;87:102038.
11. Balt E, Mérelle S, Robinson J, Popma A, Creemers C, van den Brand I, et al.. Social media use of adolescents who died by suicide: lessons from a psychological autopsy study. Child Adolesc Psychiatry Ment Health. 2023;17(1):48.
12. Domaradzki J. The Werther effect, the Papageno effect or no effect? A Literature Review. Int J Environ Res Public Health. 2021;18(5).
13. Fahey RA, Matsubayashi T, Ueda M. Tracking the Werther Effect on social media: Emotional responses to prominent suicide deaths on twitter and subsequent increases in suicide. Social Science & Medicine. 2018;219:19-29.
14. Robinson J, Cox G, Bailey E, Hetrick S, Rodrigues M, Fisher S, et al.Social media and suicide prevention: a systematic review. Early Interv Psychiatry. 2016;10(2):103-21.

6

História de uma paciente
(que também pode ser sua)

Depressão (CID-10 F32) constava abaixo do meu nome no prontuário do hospital do qual eu "frequentava" o pronto-socorro. Coloco entre aspas, pois era freguesa mesmo, aparecia lá algumas vezes por ano depois de me deixar levar por ideações suicidas. Eu já sabia meu diagnóstico, dado há anos por mais de um par de psiquiatras. Meus pais e meus irmãos também sabiam, mas em casa nos referíamos a isso como "a tristeza" ou "não estar bem". Fora das visitas ao pronto atendimento não se tocava no assunto em casa. Era o elefante branco sentado no meu peito.

Não que a doença seja incomum, no Brasil a prevalência estimada de depressão ao longo da vida chega a 20%, ou seja, mais de 40 milhões de pessoas têm ou já tiveram depressão[1]. Também não é uma doença desconhecida, antidepressivos são um sucesso de vendas no mundo e ganham capas de revista e folhas inteiras em jornais. Por que então a doença continua sendo um tabu?

Me lembro bem do meu primeiro diagnóstico de depressão aos 16 anos que na época foi chamada "ansiedade" e de como as pessoas próximas a mim reagiram à medida que a "ansiedade" não passava e algum médico finalmente decretou "o seu problema é depressão". "Não pode ser depressão, você está tomando banho" ou "Quem tem depressão não sai da cama" ou, "a melhor" na minha humilde opinião, "Você não tem motivos para estar deprimida". Isso me deixava muito confusa e envergonhada. Será que eu estava realmente deprimida ou que era só uma frescura minha? É possível estar deprimida e querer lavar o cabelo todos os dias? Que cara tem essa tal depressão?

Mesmo na clínica que estive internada no ano de 2023 era comum que pacientes, depois que eu dizia o motivo da minha internação, me dissessem "mas uma menina tão inteligente e tão bonita...", como se a depressão conferisse o

QI ou a nota do Enem antes de se manifestar. Quais os parâmetros que essa tal depressão usa para escolher suas vítimas? Será que minha depressão é uma fraude? Será que todos os médicos por quem passei erraram meu diagnóstico? Mesmo com muita terapia essas questões me fizeram demorar mais de duas décadas para me abrir para o resto da família e para amigos sobre minha doença.

Em minha (vasta) experiência pessoal (são mais de vinte anos juntas), a depressão avisa que está chegando com muito sono e uma vontade de dormir seguida de perda de apetite. Não que seja igual para todos; pelo contrário, ela tem tantas caras quanto o número de pessoas que a acomete. No meu caso, em todas as vezes em que ela bateu à minha porta, ficou extremamente exaustivo existir. Isso me leva ao que eu chamo "fase do monólogo com o divino" – uma espécie de discussão com o Poder Superior em que só eu falo e só minha lógica é aceitável. Se somente existir cansa tanto, vale a pena gastar minha pouca energia com isso? Qual o sentido da vida se vamos todos morrer? Para que sair da cama? Quem garante que as coisas vão melhorar? São muitas perguntas traiçoeiras e quase nenhuma luz no fim do túnel. É difícil não entregar os pontos e sucumbir.

Para os leitores de *Harry Potter*, a depressão é como um ataque de Dementadores (na série *Harry Potter* os Dementadores são criaturas das trevas que consomem a alegria humana, criando um ambiente de frio, escuridão, vazio, de tristeza e desespero) e, infelizmente, eu não consigo fazer um "Expecto Patronum" (feitiço difícil de ser executado e única maneira de expelir os Dementadores). É aqui, leitor, que aprendi uma virada de chave que foi fundamental para minha recuperação. Assim como Harry aprendi que sozinha sou fraca e só é possível vencer esses monstros com a ajuda de uma rede de apoio. O "Expecto Patronum" fica muito mais fácil quando feito por mais de uma pessoa.

Fiz uma lista e contei mais de trinta medicamentos diferentes que me foram prescritos nas últimas duas décadas. Cada vez que eu mudava de médico recomeçava o "experimento" de tentar me curar. Sofria com os efeitos colaterais e me sentia um rato de laboratório, tremendo, com a boca seca, constipada, às vezes, insone, às vezes dormindo mais de 14 horas por dia. E quando alguma combinação precisa miraculosamente funcionava, os efeitos duravam apenas alguns meses. Além de deprimida eu me sentia frustrada.

Descrente da medicina, da ciência e depois de ouvir de um médico que meu diagnóstico era "depressão refratária resistente a medicamentos" (tradução: depressão que duraria para sempre e não respondia a remédios), procurei tratamentos alternativos. Fiz constelação familiar, sessões com cristais, *reiki*, cerimônia de *ayahuasca*, apliquei veneno de sapo, fiz sessões de terapia combinadas com psilocibina e outras tantas coisas nem sempre agradáveis e que não traziam efeito duradouro.

6 História de uma paciente (que também pode ser sua) 71

Em minhas buscas para aprender a lidar com o monstro que tomava conta de mim, de meus pensamentos e de minhas atitudes, além de virar Ph.D. informal em antidepressivos, ansiolíticos e benzodiazepínicos, descobri na Psicologia o que são distorsões cognitivas e finalmente entendi que 1) eu não estava sozinha em minha "loucura" e 2) identificar corretamente os sentimentos os deixa mais fácil de serem domados.

Nas vezes em que a depressão bateu forte o suficiente para que eu tentasse tirar minha vida, sentia-me muito sozinha, mesmo cercada pelo carinho e pelo cuidado da família, com um vazio enorme que ia do peito à barriga que nada nem ninguém conseguia diminuir. A angústia era tanta que a ideia de morrer chegou a ser acalentadora.

Na clínica psiquiátrica onde fiquei, fui muito bem acolhida. Isso foi uma surpresa pois foi minha primeira internação e eu não tinha ideia do que esperar. Na verdade, tinha sim, seria uma mistura de filme de terror com filme de zumbis. Me surpreendi por existir um senso de camaradagem e um acordo tácito entre os pacientes de que todos ali estavam frágeis, precisando de carinho e acolhimento. Não esqueço da sensação de pertencimento, de ter um lugar onde as outras pessoas não só me entendem como passam pela mesma coisa que eu. Finalmente havia achado meu lugar no mundo que era literalmente um "hospício".

Essa abertura sem julgamentos que os outros pacientes me proporcionaram foi um salto superimportante na minha recuperação. Por sugestão de minha tia e com apoio de minha psicóloga, gravei um vídeo para os amigos mais próximos, pessoas que confio e sempre pude contar. Chamei o boi pelo nome, contei que estava internada por causa de uma depressão severa. Parei de minimizar meu transtorno mental como "tô pra baixo" e "tô meio deprê". Estava muito mal e precisava de um tempo e de ajuda profissional para organizar meus pensamentos. A chuva de mensagens de carinho dessa rede me deu força para não só continuar o tratamento como também para mudar minha vida e minha relação com a depressão. Decidi ali que me dedicaria a desestigmatizar os transtornos mentais e falaria abertamente sobre minha experiência para aqueles que sofrem em silêncio saibam que não estão sozinhos, e que, se quiserem, podem contar comigo para acender um holofote no fim do poço e jogar uma escada, nem que seja para arrancá-los da cama e mostrá-los o lado bom da vida.

A depressão não é uma doença racional, precisa ser tratada com amor e paciência (e esportes e medicamentos e terapia – como aprendi com um dos autores deste livro). Se você conhece alguém que está passando por um episódio depressivo, procure ajuda de um profissional de saúde, ouça sem julgamentos, certifique-se de que a pessoa está se alimentando e tomando a medicação corretamente, dê colo e carinho. Persista, pois, quem está passando pela crise já desistiu de si mesmo. E pelo amor do divino, não diga que "já passa", pois cada minuto existindo é o equivalente a correr meia maratona.

Se eu pudesse tirar uma lição de tudo isso seria se abra, converse sobre a depressão. Expresse sem vergonha seus sentimentos, você descobrirá que muitas pessoas estão passando pelo mesmo problema e que existem centenas de técnicas e terapias que algum amigo do primo do vizinho de alguém fez e podem te ajudar, mas, caso não ajudem objetivamente, compartilhar nossas dores as tornam mais leves e menos penosas. Resumindo, a depressão pode ter cura para alguns, não para outros, mas tem tratamento para todos.

Maria Fernanda – ex-deprimida, bem medicada (graças ao Dr. Rodolfo) e feliz

REFERÊNCIA

1. Gutiérrez-Rojas L, Porras-Segovia A, Dunne H, Andrade-González N, Cervilla JA. Prevalence and correlates of major depressive disorder: a systematic review. Braz J Psychiatry. 2020;42(6):657-72.

Parte II

Abordando o problema

7

Tratamento medicamentoso e biológico da suicidalidade

O USO DAS MEDICAÇÕES NA SUICIDALIDADE

Indubitavelmente a terapia medicamentosa é essencial na terapêutica dos pensamentos e dos comportamentos suicidas[1]. Muito embora não haja uma droga definitivamente "antissuicida", diversas medicações são utilizadas para outros transtornos (p. ex., depressão, transtorno afetivo bipolar, esquizofrenia etc.) e são comprovadamente eficazes na redução do risco de suicídio. Ademais, diversas drogas também são utilizadas com base no mecanismo neurobiológico do suicídio[2,3] e aplicadas paralelamente com base em seu mecanismo de ação.

Foge do escopo deste capítulo a discussão neurobiológica, molecular ou farmacológica da suicidalidade e de seu tratamento, já que este livro pretende ter um caráter informacional para pessoas que não necessariamente são da área de saúde e querem saber, de modo prático, o "E agora?", ou seja, como lidar de maneira prática com a suicidalidade. Para os interessados em se aprofundar, sugere-se a leitura de nosso livro *Compreendendo o suicídio*[4], publicado também pela Editora Manole, com foco maior em profissionais de saúde e pessoas interessadas no entendimento mais aprofundado do tema. Neste capítulo, cumpre destacar apenas as principais classes de medicamentos utilizadas no tratamento, bem como desmistificar algumas dúvidas recorrente da maioria das pessoas.

PRINCIPAIS MITOS REFERENTES AO TRATAMENTO MEDICAMENTOSO

- Ficarei viciada no tratamento: um dos principais mitos é referente ao vício da medicação. Atualmente, poucas medicações podem causar dependência;

a maioria delas não são (ou não deveriam) ser utilizadas em indivíduos com risco de suicídio (como os benzodiazepínicos); e, se forem, devem ser por um curto período. Portanto, as principais classes de medicamentos prescritas não têm a capacidade de induzir tolerância ou dependência[5].

- Mudarei minha personalidade: existe uma imagem de que pessoas que utilizam medicamentos mudam sua personalidade e se tornam estranhas para as pessoas em sua volta. Essa crença é baseada nas medicações utilizadas há décadas e não há bases reais na ciência moderna. Sabe-se atualmente que o que muda a personalidade é o adoecimento mental, e a medicação tem capacidade de retomar as funções pré-mórbidas dos indivíduos[6].

- Terei muitos efeitos colaterais: atualmente existe uma ampla gama de medicamentos psiquiátricos e, a maioria deles, com um reduzido número de efeitos adversos. Quando existem (efeitos colaterais), a maioria deles é transitória (geralmente duas semanas) ou podem ser remediados por outra forma (seja ajustando a dose, o horário da tomada ou, em alguns casos, o próprio medicamento)[7].

- Medicações são bengalas: há a crença de que medicações são bengalas e que seu suporte prejudicaria a cura real, que deve ser alcançada por meio do sofrimento. Essa crença estoica é baseada na crença psicanalítica de que o sofrimento mostraria ponto principal, e que o tratar atrasaria esse processo. Não há suporte científico para essas afirmações, e, muitas vezes, isso agrava e retarda o processo de melhora, pois atrasa o início do tratamento correto[8] e pode gerar culpa e frustração por não conseguir lidar sozinho com seus sintomas.

- Utilizar medicamento deve ser a última saída: muitas pessoas, baseadas na crença de que psiquiatra é apenas para casos graves, demoram para procurar ajuda de um psiquiatra e, muitas vezes, demoram ainda mais para utilizar medicamentos prescritos. Esse atraso prejudica o restabelecimento cerebral e o processo de cura, tendo evidência de que quanto mais tempo a demora em buscar ajuda, pior pode ser o prognóstico do curso da depressão[9].

- Terei de tomar medicações a vida toda: sabe-se que em alguns casos o uso das medicações deverá ser por períodos prolongados, algumas vezes por toda a vida. Entretanto, na grande maioria dos casos, o uso por um período, juntamente com mudanças dos hábitos de vida, ressignificação e propósito, contribui para um processo de melhora, na qual o indivíduo não mais necessita do uso de medicamentos[10].

A Figura 1 resume os principais mitos difundidos acerca do tratamento psiquiátrico.

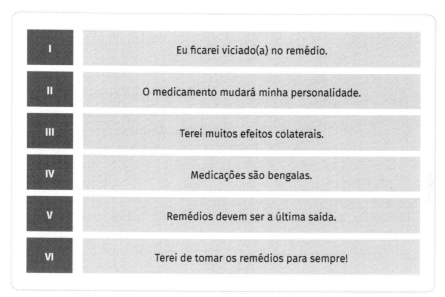

FIGURA 1   Mitos sobre a medicação psiquiátrica.
Fonte: elaborada pelos autores.

Todos os pontos listados na Figura 1, entre outros, devem ser discutidos com os médicos psiquiatras e/ou clínicos que o acompanham. Por isso é importante manter uma comunicação aberta com o profissional que faz o acompanhamento, não hesitando em esclarecer eventuais dúvidas, receios e curiosidades acerca de seu tratamento.

Ademais, o uso de medicamentos não prescinde da mudança dos hábitos de vida, da ressignificação da dor e da regeneração dos propósitos, além de acompanhamento com psicoterapia especializada (a qual será discutida em capítulo oportuno). A seguir, alguns exemplos de medicamentos que podem ser utilizados e devem ser discutidos com o médico assistente:

- Antidepressivos: o uso de antidepressivos pode e deve ser indicado para muitos pacientes com alto risco de suicídio, principalmente aqueles que apresentam sintomas depressivos[11]. Apesar disso, seu uso não é restrito para depressão, como o nome daria a indicar, mas também para ansiedade, impulsividade, transtorno obsessivo-compulsivo, entre outros. Atualmente existem diversas classes de antidepressivos, com diferentes mecanismos de ação e perfil de efeitos colaterais, com os novos antidepressivos apresentando poucos efeitos adversos. Apesar desse cenário promissor, a taxa de remissão com o uso dos antidepressivos para pacientes com depressão é relativamente baixa, com cerca de 36,8% dos pacientes apresentando remissão com o uso do primeiro antidepressivo e com cerca de 30% dos pacientes ainda apresentando depressão mesmo após 4 tentativas de tratamento (seja antidepressivo sozinho, seja com algum adjuvante)[12]. O uso de terapias personalizadas, com a prescrição mais voltada para o mecanismo de ação e o perfil depressivo[13], ou o uso de análise genética pode melhorar esse quadro[14], porém novos tratamentos necessitam ser desenvolvidos para tratar os pacientes resistentes ao tratamento e diminuir seu risco de suicídio.

- Estabilizadores do humor: os estabilizadores do humor são medicamentos de classes distintas e que são utilizados para uma ampla gama patologias, como para o transtorno afetivo bipolar, impulsividade/agressividade, adjuvância na depressão, entre outros. Seu uso diminui o risco de suicídio nesses indivíduos e devem ser utilizados se bem indicados[15]. Com base em alguns estudos observacionais[16], alguns especialistas indicam o uso de lítio para pacientes com risco de suicídio (independentemente de seu diagnóstico), porém um recente ensaio clínico randomizado não apresentou diferença para o uso terapêutico de lítio para essa população[17]. Entretanto, seu uso não deve ser contraindicado, com metanálises apontando para um possível efeito protetor[18], principalmente em pacientes com transtorno afetivo bipolar, já que seu uso está associado fortemente a uma redução do risco de suicídio nesses pacientes[19].

- Ansiolíticos e indutores do sono: os benzodiazepínicos e as drogas z (por exemplo, zolpidem) podem aumentar o risco de suicídio em alguns indivíduos por aumentar a impulsividade[20]. Devem ser evitadas pela maioria dos indivíduos nessa situação ou, se indicadas, estar sob supervisão e serem prescritas por um uso restrito de tempo.

- Antipsicóticos: as medicações antipsicóticas, apesar desse nome, apresentam diversas funções como auxílio no sono, adjuvância para depressão e outros transtornos, redução da impulsividade, e é claro efeito na psicose (quando em doses mais altas). Esses medicamentos devem e podem ser utilizados em casos específicos e recomendados pelo psiquiatra[21]. Deve-se ressaltar para a importante redução no risco de suicídio do uso de clozapina em pacientes com esquizofrenia[22] e possivelmente em pacientes com transtorno afetivo bipolar[23,24].

- Psicoestimulantes: estudos recentes têm apontado para um efeito protetor dos psicoestimulantes (metilfenidato, lisdexanfetanina) na prevenção do suicídio em pacientes com TDAH[25], inclusive em pacientes com transtorno de personalidade *borderline* e TDAH comórbidos[20].

Outros medicamentos de classes diferentes também podem e devem ser utilizados. É importante enfatizar que, apesar de as medicações terem sido desenvolvidas e possuírem nomes que indiquem a classe inicial de seu desenvolvimento, atualmente com o avanço do conhecimento em ciências moleculares, o uso se expandiu, cada droga não mais cabe em seu nome primário e, muitas vezes, são utilizadas para diversos outros fins. Importante sempre discutir com seu médico os efeitos colaterais, as expectativas frustradas e caso tenha algum sintoma residual de seu transtorno. A existência de sintomas residuais atrasa e prejudica a melhora em longo prazo, muitas vezes agravando o quadro de maneira sutil e gradual.

CETAMINA E TRATAMENTO RÁPIDO DA SUICIDALIDADE

A cetamina, um medicamento anestésico, tem recebido atenção por seus efeitos antidepressivos de ação rápida e potencial para reduzir pensamentos suicidas em indivíduos com depressão resistente ao tratamento e outras patologias ligadas à suicidalidade. A cetamina é conhecida principalmente como uma droga anestésica usada em ambientes hospitalares, e quando usada em doses menores do que as normalmente usadas para anestesia, atua em certos receptores no cérebro, principalmente aqueles relacionados ao neurotransmissor chamado glutamato, reduzindo rapidamente sintomas depressivos e pensamentos suicidas, além de aumentar consideravelmente a concentração cerebral de *brain derived neurotrophic factor* (BDNF), um neurotransmissor responsável por aumentar a recuperação (neuroplasticidade) do cérebro[26-30].

O aspecto mais notável da cetamina é seu rápido início de ação. Ao contrário dos medicamentos antidepressivos tradicionais, que podem levar semanas ou até meses para mostrar efeitos perceptíveis, cetamina pode levar a uma melhora dos sintomas em horas ou alguns dias. Essa natureza de ação rápida o torna particularmente promissor para indivíduos com sintomas depressivos graves ou pensamentos suicidas agudos, pois fornece alívio relativamente rápido. A cetamina pode ser administrada por via intravenosa (IV), por via subcutânea (SC) e, em alguns casos, por via intranasal (IN).

Muito embora seja uma medicação promissora, existem efeitos adversos que devem sempre ser levados em conta e discutidos com seu médico, para avaliar se é uma opção que se encaixa com sua demanda e seu perfil. Outra questão é o potencial de abuso e dependência que essa medicação pode ter, que não deve ser desconsiderado. Por fim, há ainda dúvidas referentes aos efeitos em longo prazo, pois para algumas pessoas o efeito não se apresenta muito duradouro. Outras medicações têm sido estudadas e estão em fase de desenvolvimento para tratar especificamente pensamentos e comportamentos suicidas, e muito em breve existirão novidades.

TRATAMENTOS BIOLÓGICOS PARA A SUICIDALIDADE

Recentemente, diversos tratamentos biológicos têm sido desenvolvidos ou, no caso da eletroconvulsoterapia (ECT), recomendados para o tratamento dos transtornos de humor com ou sem risco de suicídio. Eles devem ser utilizados em adjuvância aos tratamentos convencionais, potencializando sua eficácia. A seguir, faremos um pequeno resumo, com foco em possíveis efeitos na suicidalidade.

A ECT é uma técnica desenvolvida em Roma em 1938, por acaso, para uso em pacientes psicóticos[31]. Ao longo dos anos essa técnica, que consiste na indução de uma crise convulsiva, foi mostrada ser efetiva para uma ampla gama de outros transtornos psiquiátricos, entre eles os transtornos do humor. Seu uso está associado a diversas polêmicas, principalmente aos aspectos históricos do mau uso da técnica. Atualmente, seu uso é seguro e realizado sob anestesia, diminuindo seus efeitos adversos. Especificamente no transtorno depressivo, a ECT é atualmente o tratamento mais eficaz, sendo indicada para casos resistentes ao tratamento, tendo uma taxa de remissão de até 80% nesses pacientes[32,33]. Além disso, evidências apontam para uma importante redução do risco de suicídio em pacientes depressivos submetidos à ECT[34].

A estimulação magnética transcraniana (EMT) foi desenvolvida em 1985 com o objetivo de utilizar ondas eletromagnéticas para tratar transtornos mentais[35]. Aprovado pelo Food and Drug Administration (EUA) em 2008, a EMT tem se mostrado um tratamento eficaz para o tratamento da depressão[36]. Seu uso na suicidalidade é menos conhecido, porém estudos recentes apontam para um futuro promissor no uso dessa técnica em pacientes com risco de suicídio[37].

O último tratamento biológico que iremos apresentar é o menos estudado. A estimulação do nervo vago (ENV) é uma técnica invasiva que tem como premissa a implantação de um eletrodo no nervo vago, o qual teria a função de estimular áreas relacionadas à sintomatologia depressiva[38]. Estudos recentes têm apontado para uma eficácia significativa em pacientes com depressão resistente ao tratamento[39]. Seu uso em pacientes com pensamentos e comportamentos suicidas é desconhecido.

CONCLUSÃO

O tratamento medicamentoso e/ou biológico deve ser considerado em todos os pacientes com pensamento e/ou comportamento suicida. A cetamina tem sido desenvolvida para esse fim, porém, outras medicações tradicionais podem ser indicadas, seja para a suicidalidade em si, seja para tratar uma condição que a acompanhe, como a depressão, a ansiedade ou o transtorno de déficit de atenção e hiperatividade. Com o avançar da ciência, haverá novidades neste campo tão importante e muito negligenciado pela sociedade moderna, a preservação da vida.

REFERÊNCIAS

1. Möller HJ. Pharmacological and other biological treatments of suicidal individuals. In: Wasserman D, Wasserman C. Oxford textbook of suicidology and suicide prevention. Oxford University Press. 2009.
2. Turecki G. The molecular bases of the suicidal brain. Nat Rev Neurosci. 2014;15(12):802-16.
3. Schmaal L, van Harmelen AL, Chatzi V, Lippard ETC, Toenders YJ, Averill LA, et al. Imaging suicidal thoughts and behaviors: a comprehensive review of 2 decades of neuroimaging studies. Molecular Psychiatry. 2020;25(2):408-27.
4. Damiano RF, Luciano AC, Cruz IDAG, Tavares H. Compreendendo o suicídio. Barueri: Manole; 2021.
5. Haddad P. Do antidepressants have any potential to cause addiction? J Psychopharmacol. 1999;13(3):300-7.
6. Corruble E, Duret C, Pelissolo A, Falissard B, Guelfi JD. Early and delayed personality changes associated with depression recovery? a one-year follow-up study. Psychiatry Research. 2002;109(1):17-25.
7. Braund TA, Tillman G, Palmer DM, Gordon E, Rush AJ, Harris AWF. Antidepressant side effects and their impact on treatment outcome in people with major depressive disorder: an iSPOT-D report. Transl Psychiatry. 2021;11(1):417.
8. Wang PS, Berglund PA, Olfson M, Kessler RC. Delays in initial treatment contact after first onset of a mental disorder. Health Serv Res. 2004;39(2):393-415.
9. van Dijk DA, Meijer RM, van den Boogaard TM, Spijker J, Ruhé HG, Peeters F. Worse off by waiting for treatment? The impact of waiting time on clinical course and treatment outcome for depression in routine care. J Affect Disord. 2023;322:205-11.
10. Seligman ME, Csikszentmihalyi M. Positive psychology: an introduction. Am Psychol. 2000;55(1):5-14.
11. Cipriani A, Furukawa TA, Salanti G, Chaimani A, Atkinson LZ, Ogawa Y, et al. Comparative efficacy and acceptability of 21 antidepressant drugs for the acute treatment of adults with major depressive disorder: a systematic review and network meta-analysis. Lancet. 2018;391(10128):1357-66.
12. Rush AJ, Trivedi MH, Wisniewski SR, Nierenberg AA, Stewart JW, Warden D, et al. Acute and longer-term outcomes in depressed outpatients requiring one or several treatment steps: a STAR*D report. Am J Psychiatry. 2006;163(11):1905-17.
13. Saltiel PF, Silvershein DI. Major depressive disorder: mechanism-based prescribing for personalized medicine. Neuropsychiatric Disease and Treatment. 2015;11(null): 875-88.
14. Frye MA, Nemeroff CB. Pharmacogenomic testing for antidepressant treatment selection: lessons learned and roadmap forward. Neuropsychopharmacology. 2023.
15. Chen PH, Tsai SY, Chen PY, Pan CH, Su SS, Chen CC, et al. Mood stabilizers and risk of all-cause, natural, and suicide mortality in bipolar disorder: a nationwide cohort study. Acta Psychiatr Scand. 2023;147(3): 234-47.

16. Barjasteh-Askari F, Davoudi M, Amini H, Ghorbani M, Yaseri M, Yunesian M, et al. Relationship between suicide mortality and lithium in drinking water: a systematic review and meta-analysis. J Affect Disord. 2020;264:234-41.
17. Katz IR, Rogers MP, Lew R, Thwin SS, Doros G, Ahearn E, et al. Lithium Treatment in the prevention of repeat suicide-related outcomes in veterans with major depression or bipolar disorder: a randomized clinical trial. JAMA Psychiatry. 2022;9(1):24-32.
18. Smith KA, Cipriani A. Lithium and suicide in mood disorders: updated meta-review of the scientific literature. Bipolar Disord. 2017;19(7):575-86.
19. Cipriani A, Hawton K, Stockton S, Geddes JR. Lithium in the prevention of suicide in mood disorders: updated systematic review and meta-analysis. BMJ. 2013;346:f3646.
20. Lieslehto J, Tiihonen J, Lähteenvuo M, Mittendorfer-Rutz E, Tanskanen A, Taipale H. Comparative effectiveness of pharmacotherapies for the risk of attempted or completed suicide among persons with borderline personality disorder. JAMA Network Open. 2023;6(6):e2317130.
21. Pompili M, Baldessarini RJ, Forte A, Erbuto D, Serafini G, Fiorillo A, et al. Do atypical antipsychotics have antisuicidal effects? A hypothesis-generating overview. Int J Mol Sci. 2016;17(10).
22. Meltzer HY, Alphs L, Green AI, Altamura AC, Anand R, Bertoldi A, et al. Clozapine treatment for suicidality in schizophrenia: International Suicide Prevention Trial (InterSePT). Arch Gen Psychiatry. 2003;60(1):82-91.
23. Wilkowska A, Wiglusz MS, Cubata WJ. Clozapine in treatment-resistant bipolar disorder with suicidality. three case reports. Front Psychiatry. 2019;10: 520.
24. Forte A, Pompili M, Imbastaro B, De Luca GP, Mastrangelo M, Montalbani B, et al. Effects on suicidal risk: comparison of clozapine to other newer medicines indicated to treat schizophrenia or bipolar disorder. J Psychopharmacol. 2021;35(9):1074-80.
25. Man KKC, Coghill D, Chan EW, Lau WCY, Hollis C, Liddle E, et al Association of Risk of Suicide Attempts With Methylphenidate Treatment. JAMA Psychiatry. 2017;74(10):1048-57.
26. Canuso CM, Singh JB, Fedgchin M, Alphs L, Lane R, Lim P, et al. Efficacy and safety of intranasal esketamine for the rapid reduction of symptoms of depression and suicidality in patients at imminent risk for suicide: results of a double-blind, randomized, placebo--controlled study. Am J Psychiatry. 2018;175(7):620-30.
27. Grunebaum MF, Galfalvy HC, Choo TH, Keilp JG, Moitra VK, Parris MS, et al. Ketamine for rapid reduction of suicidal thoughts in major depression: a midazolam-controlled randomized clinical trial. Am J Psychiatry. 2018;175(4):327-35.
28. Wilkinson ST, Ballard ED, Bloch MH, Mathew SJ, Murrough JW, Feder A, et al. The effect of a single dose of intravenous ketamine on suicidal ideation: a systematic review and individual participant data meta-analysis. Am J Psychiatry. 2018;175(2):150-8.
29. Dadiomov D, Lee K. The effects of ketamine on suicidality across various formulations and study settings. Ment Health Clin. 2019;9(1):48-60.
30. Watts D, Garcia FD, Lacerda ALT, Mari JJ, Quarantini LC, Kapczinski F. Intranasal esketamine and the dawn of precision psychiatry. Braz J Psychiatry. 2022;44(2):117-8.
31. Ribeiro RB. Melzer-Ribeiro DL, Rigonatti SP, Cordeiro Q. Electroconvulsive therapy in Brazil after the "psychiatric reform": a public health problem-example from a university service. J ECT. 2012;28(3):170-3.
32. Group TUER. Efficacy and safety of electroconvulsive therapy in depressive disorders: a systematic review and meta-analysis. Lancet. 2003;361(9360):799-808.
33. Antunes PB, Rosa MA, Belmonte-de-Abreu PS, Lobato MI, Fleck MP. Electroconvulsive therapy in major depression: current aspects. Braz J Psychiatry. 2009;31(Suppl1): S26-33.

34. Kaster TS, Blumberger DM, Gomes T, Sutradhar R, Wijeysundera DN, Vigod SN. Risk of suicide death following electroconvulsive therapy treatment for depression: a propensity score-weighted, retrospective cohort study in Canada. Lancet Psychiatry. 2022;9(6): 435-46.
35. Hamlin D, Garman J. A brief history of transcranial magnetic stimulation. Am J Psychiatry Residents' J. 2023;18(3):8-10.
36. Brini S, Brudasca NI, Hodkinson A, Kaluzinska K, Wach A, Storman D, et al. Efficacy and safety of transcranial magnetic stimulation for treating major depressive disorder: An umbrella review and re-analysis of published meta-analyses of randomised controlled trials. Clin Psychol Rev. 2023;100:102236.
37. Cui Y, Fang H, Bao C, Geng W, Yu F, Li X. Efficacy of transcranial magnetic stimulation for reducing suicidal ideation in depression: a meta-analysis. Front Psychiatry. 2021;12:764183.
38. O'Reardon JP, Cristancho P, Peshek AD. Vagus nerve stimulation (VNS) and treatment of depression: to the brainstem and beyond. Psychiatry (Edgmont). 2006;3(5):54-63.
39. Aaronson ST, Sears P, Ruvuna F, Bunker M, Conway CR, Dougherty DD, et al. A 5-year observational study of patients with treatment-resistant depression treated with vagus nerve stimulation or treatment as usual: comparison of response, remission, and suicidality. Am J Psychiatry. 2017;174(7):640-8.

8

Tratamentos psicoterápicos empiricamente sustentados (ou "que funcionam")

INTRODUÇÃO

Neste capítulo, será apresentado um panorama das intervenções e/ou das psicoterapias que têm como objetivo ajudar indivíduos que apresentem pensamentos e/ou comportamentos suicidas.

Contudo, antes de seguir, é importante esclarecer que as informações a seguir não substituem o contato e o tratamento de um profissional especializado em saúde mental. Se você está aqui porque está pensando em suicídio ou está preocupado com alguém de sua rede, a recomendação é procurar ajuda o mais rápido possível e seguir em acompanhamento psicológico e psiquiátrico, se necessário.

Em segundo lugar, este capítulo tem o objetivo de prover informações embasadas cientificamente acerca do suicídio para quaisquer pessoas interessadas na temática, independentemente de sua formação. Porém sabe-se que muitos profissionais de saúde, felizmente, buscam materiais para melhor compreender o fenômeno. No entanto, este livro não foi escrito com o objetivo de prepará-lo para trabalhar com a demanda que envolve o espectro da suicidalidade ou fornecer quaisquer habilidades clínicas. Embora algumas teorias e técnicas concernentes à psicoterapia estejam sendo discutidas e ensinadas, vale ressaltar que anos de formação e treinamento especializados, prática pessoal, supervisão e *feedback* personalizado são necessários para desenvolver habilidades clínicas para manejar casos clínicos em que a suicidalidade é uma demanda presente.

VINHETA CLÍNICA

Giovana, uma mulher solteira de 38 anos que trabalha no departamento administrativo de uma escola, estava passando por um momento de busca por sentido em sua vida. Ela se sentia deslocada, mesmo cercada pelo amor de sua família, e acreditava que esse sentimento de deslocamento tinha alguma relação com o fato de ter sido adotada quando criança. Essa questão da adoção a atormentava há anos, e Giovana tinha tentado de tudo para lidar com seus sentimentos e encontrar seu lugar no mundo.

Ela experimentou terapias holísticas, acreditando que suas dificuldades com a adoção poderiam estar enraizadas em questões ancestrais. Tentou constelação familiar, óleos essenciais, *reiki*, *thetahealing* e até dietas baseadas na *ayurveda* para equilibrar seus *chakras*. Giovana gastou recursos e tempo preciosos em busca de respostas, mas pareceu não encontrar a cura para sua inquietação.

À medida que o tempo passava e suas tentativas pareciam cada vez menos eficazes, Giovana começou a perder a fé nos profissionais que diziam que venderiam sua cura e nas terapias. Ela se viu presa em um ciclo de desesperança, desacreditando que algum tratamento pudesse realmente ajudá-la a lidar com sua complexa jornada emocional.

Uma amiga sua estava se beneficiando do trabalho de uma psicanalista lacaniana então passou o contato para Giovana, que cada vez menos sentia vontade de se engajar nas atividades cotidianas, mas insistiu, mais uma vez. Após dois anos frequentando o consultório da analista não via mudança alguma em sua vida, mas era encorajada a persistir, porque diziam que "esses processos levam tempo", mas, enfadonha, estava prestes a desistir de todos os tratamentos.

No entanto, a vida de Giovana começou a mudar quando ela conheceu Fernanda, uma terapeuta que trabalhava de maneira diferente. Ela ficou intrigada, porque Fernanda não prometia curas milagrosas nem soluções rápidas, mas oferecia a Giovana um espaço seguro para compartilhar suas experiências e suas emoções. Ela entendia que a jornada de Giovana era única e que não havia uma fórmula mágica para resolver todos os seus problemas.

Fernanda trabalhou com Giovana para explorar suas emoções profundas, suas preocupações com a adoção e a sensação de deslocamento. Ela encorajou Giovana a aceitar suas experiências passadas e a se perdoar por não se encaixar em determinado molde. Ao longo do tempo, Giovana começou a perceber que não precisava ser perfeita ou seguir um caminho predefinido. Sua

> jornada de autodescoberta era única e valiosa e merecia o cuidado humano de uma terapeuta preocupada em escutá-la e oferecer o melhor tratamento disponível de acordo com a ciência.
>
> Com o apoio de Fernanda, da família e de amigas, Giovana começou a se reconectar com sua própria essência. Ela aprendeu a aceitar sua história, a amar a si mesma e a encontrar um novo propósito em sua vida. Embora não tenha sido um processo fácil e rápido, Giovana finalmente encontrou a paz interior que tanto buscava. Ela percebeu que não era necessário buscar respostas externas o tempo todo; muitas vezes, as respostas estavam dentro dela o tempo todo e dependiam do comprometimento com as mudanças estimuladas pelas atividades propostas pela psicoterapeuta Fernanda, que se pautava pelas terapias cognitivas e contextuais.

Considerando o suicídio um comportamento complexo e multideterminado, sabe-se que não é fácil, nem para os pesquisadores, nem para os profissionais que atuam na clínica em saúde mental, como psicólogos e psiquiatras, encontrarem as melhores intervenções para manejar cada caso, embasando-se nas melhores evidências científicas disponíveis e realizando práticas éticas e humanas. Alguns estudos da área de suicidologia, como o de Fox et al.[1], prestam-se a avaliar a eficácia das intervenções clínicas com maior profundidade.

Até o momento, as evidências científicas mais robustas situam-se no campo de intervenções breves e intervenções psicoterápicas e psicossociais[1]. Já há evidências suficientes para indicar determinados tipos de terapias em detrimento de outras, e, tratando-se das intervenções na psicoterapia, é importante ressaltar que nem todos os tipos de terapias são indicados para todos os casos clínicos. Também vale dizer que os tratamentos sobre os quais serão falados a seguir não funcionam para todos e são necessárias mais pesquisas para entender melhor o fenômeno, propor e testar intervenções, em termos científicos, mas a boa notícia é que há publicações, mais especificamente ensaios clínicos randomizados – que são uma metodologia de pesquisa usada para ajudar a descobrir se um tratamento é seguro e eficaz, por meio da comparação de grupos, um que recebe a intervenção testada e outro que não recebe – que mostram redução em pensamentos e comportamentos suicidas após o tratamento.

Nesse sentido, a Tabela 1 elenca uma visão geral de algumas intervenções baseadas em evidências que têm se mostrado eficazes para combater pensamentos e comportamentos ligados à suicidalidade, que foi delineada de uma outra forma, para além do modelo de três níveis de prevenção – a prevenção universal, a seletiva e a indicada. Também foram compilados alguns tratamentos de acordo com sua duração, já que os objetivos, os pressupostos e as práticas dessas estratégias de prevenção são distintos entre si.

TABELA 1 Tratamentos empiricamente sustentados para pensamentos e comportamentos suicidas

	Nome da intervenção	Duração	Breve descrição
Intervenções breves	Intervenção de Contato Breve (BIC)	Um encontro pode variar de alguns minutos até cerca de uma hora	Intervenção cujo objetivo é checar a evolução do quadro, prestar acolhimento e transmissão de informações sobre como buscar ajuda para pessoas com alto risco de suicídio
	Plano de respostas à segurança	Um encontro geralmente para o preenchimento do material com duração aproximada de uma hora	Ferramenta útil para manter a pessoa segura durante uma crise suicida, oferecendo um passo a passo de estratégias de enfrentamento
	Programa de Intervenção Suicídio (ASSIP)	Geralmente três sessões com duração de uma hora, e um posterior acompanhamento por cartas	Abordagem que enfatiza a relação terapêutica, a psicoeducação e a entrevista narrativa, em que se buscará compreender a transição entre o pensamento e o comportamento suicida
Intervenções de duração média	Avaliação Colaborativa e Gerenciamento de Suicidalidade (CAMS)	O número de sessões varia conforme o estado do paciente, mas foi estruturada visando ser uma terapia breve, portanto não deve exceder 3 meses	Abordagem cuja ênfase é identificar os pensamentos, urgências e comportamentos suicidas. O objetivo é a estabilização dos pacientes vulneráveis à suicidalidade, sendo relevante o manejo de sua segurança e posterior autonomia

(continua)

8 Tratamentos psicoterápicos empiricamente sustentados (ou "que funcionam") **89**

TABELA 1 Tratamentos empiricamente sustentados para pensamentos e comportamentos suicidas (*continuação*)

	Nome da intervenção	Duração	Breve descrição
Intervenções de duração média	Terapia Cognitivo--Comportamental Breve para Prevenção do Suicídio (TCC-PS)	Aproximadamente 3 meses, havendo um encontro semanal de duração média de uma hora, durante 12 semanas	Protocolo empiricamente sustentado, derivado da terapia cognitivo--comportamental clássica, descrita nas intervenções em longo prazo. A TCC-PS se pauta no desenvolvimento de um relacionamento colaborativo do psicólogo com o paciente, que permite a avaliação do risco e a implementação de um trabalho de início imediato e para o estabelecimento da segurança da pessoa com ideação suicida
Intervenções de longo prazo	Terapia Comportamental Dialética (DBT)	Não previamente determinado, portanto, varia conforme a condição e o desenvolvimento de cada paciente, contudo, estima-se que por volta de 1 a 2 anos	Abordagem terapêutica derivada das terapias cognitivas e comportamentais que combina uma série de outros conceitos, como aceitação e *mindfulness*, desenvolvida com o objetivo de tratar pacientes suicidas crônicos. Atualmente é o tratamento de primeira linha para o tratamento de pessoas com transtorno de personalidade *borderline* e se mostra promissora para casos graves de transtornos psiquiátricos

(continua)

TABELA 1 Tratamentos empiricamente sustentados para pensamentos e comportamentos suicidas (*continuação*)

	Nome da intervenção	Duração	Breve descrição
Intervenções de longo prazo	Terapia Cognitivo-Comportamental (TCC)	Não previamente determinado, portanto, varia conforme a condição e o desenvolvimento de cada paciente, contudo, estima-se que por volta de 1 a 2 anos	Abordagem terapêutica cujo objetivo é ajudar o paciente a reconceitualizar sua forma de pensar e de se comportar e de adquirir novas habilidades para aliviar o sofrimento e para navegar melhor em futuros desafios

Fonte: elaborada pelos autores com base em Fox et al., 2020[1] e Bryan e Rudd, 2018[6].

No escopo das intervenções breves, um aspecto que diferencia a intervenção de contato breve (BIC) e o plano de segurança das demais intervenções é que ambas podem ser oferecidas por outros profissionais de saúde, que não são psiquiatras e psicólogos. Apesar de haver mais modalidades de intervenções breves do que as citadas, um corpo de evidências[2] tem sido consolidado nas últimas duas décadas e indicado que algumas delas parecem apresentar melhores resultados, portanto três delas foram selecionadas e serão apresentadas. O objetivo dessas intervenções mais pontuais é conceder suporte para as pessoas que apresentam risco agudo de suicídio, portanto, os níveis de prevenção mencionados no Capítulo 1 se enquadrariam na prevenção seletiva ou indicada.

INTERVENÇÃO DE CONTATO BREVE (BIC)

Como seu nome já indica, são intervenções breves, em que o profissional realiza alguma forma de contato com o paciente por telefone ou de forma virtual ou presencial. Um exemplo é o contato telefônico para um paciente que teve alta do hospital após uma internação por razões psiquiátricas, apresentando ideações e/ou comportamento suicida, no que é chamado *follow-up*, mas também abrange outras modalidades de cuidado para a prevenção do suicídio, como linhas telefônicas que prestam contatos de atendimentos de emergência, oferecendo suporte. O grau de evidência de cada uma das modalidades de intervenções de contato varia conforme o formato em que é fornecido, sendo necessárias futuras pesquisas para maior compreensão da efetividade de cada uma dessas formas de contato[2].

Crescente interesse nessa forma de cuidado breve aconteceu nas últimas décadas e presume-se que alguns fatores tenham contribuído para isso – porque sua dinâmica acaba contemplando pacientes que não pretendem fazer um acompanhamento em longo prazo, seja por quaisquer limitações que se apresentaram – e aqueles que não buscaram ativamente um profissional de saúde mental, mas por conta de ideação ou comportamento foram ao hospital e/ou foram submetidos à hospitalização. Além disso, seu baixo custo e baixa complexidade, no que tange ao treinamento de pessoal, à alocação de tempo etc., tornam-nas intervenções que são alvo de interesse na área de saúde pública. Outra questão que soma a favor da disseminação dessas intervenções é que há frequentes relatos documentados na literatura de que pacientes com ideação e comportamento suicida que se apresentam em hospitais e demais unidades de saúde, muitas vezes, acabam sendo destratados pelos próprios profissionais da saúde[3], que não compreendem a suicidalidade como um problema de saúde. Assim sendo, faz-se relevante disseminar o conhecimento acerca de pensamentos e comportamentos suicidas tanto para os profissionais, quanto para os leigos.

Um questionamento que pode emergir é no que diz respeito à duração e à lógica das BIC; quais mecanismos explicariam a efetividade dessas intervenções, que são tão breves e pontuais? Hipotetiza-se que essas intervenções, ainda que breves, estimulam o senso de conectividade que o indivíduo tem com o outro e com a sociedade, e esse é um importante fator protetivo para pensamentos e comportamentos suicidas. Ou seja, um dos aspectos mais relevantes seria o estabelecimento de um vínculo terapêutico, com base em uma escuta empática e preocupação genuína. Um segundo aspecto é que as cartas, geralmente contatos feitos por profissionais de saúde, indicam um caminho claro, por meio do qual o indivíduo pode procurar ajuda, caso se perceba em uma crise suicida e, como veremos ao falar sobre plano de resposta à crise, ter um caminho explicitamente indicado, como um passo a passo, é muito relevante para driblar confusões cognitivas nos momentos de uma intensa desregulação emocional, por exemplo[1].

Além de se discorrer a respeito das intervenções, acredita-se que o racional delas pode ser útil para uma reflexão e, talvez, uma aplicação cotidiana dessas premissas que podem contribuir para a melhora nos quadros de indivíduos com pensamentos e/ou comportamentos suicidas.

A promoção de coesão social e a percepção de que a vida daquela pessoa importa são passíveis de serem emuladas, ainda que não em um ambiente de profissionais de saúde. Em seu livro [ainda sem tradução para o português], Rory O'Connor, que é o atual presidente da Associação Internacional para a Prevenção do Suicídio (IASP), *When it is darkest: why people die by suicide and what can we do to prevent it*, parte desses possíveis mecanismos que explicariam a efetividade das BIC para prevenir pensamentos e comportamentos suicidas, para estender a mensagem de forma mais ampla, postula o seguinte:

> Pode não ser possível impedir totalmente que um indivíduo se envolva em comportamento suicida, mas essas breves intervenções podem ajudar a reduzir a frequência de autolesão. Se combinarmos as descobertas da revisão [...], a mensagem para levar para casa é que ser solidário é protetor. Esse apoio pode assumir muitas formas diferentes, incluindo chamadas telefônicas, folhas com mensagens de apoios ou cartas. Esses pequenos atos de apoio podem ser especialmente importantes quando alguém não deseja continuar com um contato clínico mais formal. A mensagem mais geral para qualquer um de nós é que, ao mostrar que nos importamos, podemos ajudar a salvar uma vida[4]. [em tradução livre]

Portanto, para além dos possíveis aprendizados para profissionais de saúde a gerirem melhor o contato com pessoas com ideação e/ou comportamento suicida, para quaisquer pessoas as descobertas sobre a efetividade dos BIC podem ser uma reiteração do poder da comunicação na sociedade e que, por meios de pequenos gestos, como mandar mensagens verificando se um amigo ou um ente querido que está em risco está bem podem ser muito importantes e, caso você seja a pessoa que está atravessando um sofrimento emocional intenso e contemplando o suicídio, lembre-se de que escrever para alguém de sua confiança pode ter um potencial salvífico.

Contudo, esses contatos não substituem o cuidado profissional especializado, portanto, se você ou alguém que você conhece está enfrentando risco de suicídio ou precisa de apoio, é fundamental buscar ajuda profissional imediata. Recomenda-se procurar um profissional de saúde mental qualificado para obter assistência adequada e personalizada.

PLANO DE RESPOSTAS À CRISE OU PLANEJAMENTO DE SEGURANÇA

Assim como preveem-se treinamentos de habilidades na terapia comportamental-dialética, que será mais detalhada a seguir, parte-se da premissa de que é preciso ter um plano e uma estratégia comportamental aprendida a ser seguida antes que uma crise emerja. Ou seja, é preciso saber o que fazer, com antecedência, para que, quando a crise vier, a pessoa já esteja munida de estratégias e técnicas para enfrentá-la de maneira mais efetiva e não recorrendo a comportamentos autolesivos ou a tentativa de suicídio, por exemplo. Isso porque o indivíduo que está atravessando intensa desregulação emocional pode experimentar uma afetação em sua cognição que dificulta sua tomada de decisão mais ponderada. Em outras palavras, as emoções e os pensamentos podem deixá-lo confuso demais para tomar a melhor decisão naquele momento e, talvez, como a pretensão é eliminar a dor e não a vida, entende-se que há outras maneiras de lidar com a dor e com a preservação da vida.

A relevância dos planos de resposta à crise se dá não apenas por conta de alguns estudos que indicam que é uma estratégia promissora, mas também porque ela idealmente substitui uma prática desatualizada e que, de acordo com a literatura científica, tem se provado ineficiente e até iatrogênica, que é a de assinar os contratos de não suicídio com os pacientes. Uma das limitações desse tipo de contrato é que ele não indica um caminho que o paciente pode seguir em casos de crises, mas sim apresenta uma negativa imperativa, que, inclusive, pode assumir um peso e, em caso de tentativas futuras, incrementar a percepção de aprisionamento e de sentir-se um fardo, que são constructos psicológicos complicadores para a ideação e o comportamento suicida[5].

Em termos práticos, a aplicação de um plano de resposta à crise consiste em duas partes. Em um primeiro momento, o clínico solicita que o paciente conte a história de sua experiência suicida mais recente, que pode ser uma tentativa recente de suicídio ou uma luta contra pensamentos suicidas. Enquanto o cliente narra o episódio, o terapeuta pode entender melhor como aquela crise suicida se deu, na perspectiva individual daquela pessoa, podendo fazer perguntas eventuais para esclarecer ou investigar aspectos importantes. Com base nessa narrativa, o psicoterapeuta e o paciente trabalharão em conjunto para construir um plano individualizado que respalde as futuras crises, pautando-se em experiências que funcionaram anteriormente ou, se necessário, testando alternativas e desenvolvendo habilidades para melhor enfrentar essas situações desafiadoras.

Os planos de resposta à crise se apresentam com pequenas alterações na literatura, a depender da fonte em que forem pesquisados, mas, em geral, são compostos de 5 ou 6 etapas. A Figura 1 apresenta um modelo possível.

Apesar de sutis variações descritas na literatura científica, a primeira etapa do plano é, geralmente, a identificação de sinais de alerta, em que se faz relevante que a pessoa reflita: quais são as pistas que podem indicar uma possível crise suicida ou um episódio de sofrimento emocional intenso se aproximando? Os sinais de alerta são diferentes para cada pessoa, mas a Tabela 2 elenca alguns frequentemente descritos.

Apesar de o preenchimento do planejamento de segurança ser comumente feito com o suporte de um psicoterapeuta e de não haver estudos que indiquem a eficácia de um uso autoguiado dessa ferramenta, a reflexão acerca de quais sinais precedem uma crise psicológica pode ser útil para todos que estejam enfrentando momentos desafiadores. Além disso, o próximo passo dos modelos

Passo 1: sinais de alerta (pensamentos, imagens, humor, situação, comportamento) que indicam que uma crise pode estar se desenvolvendo.
Passo 2: estratégias de enfrentamento internas – o que fazer para distrair a mente dos problemas, sem precisar contatar outra pessoa (relaxamento, meditação, atividade física, atividades intelectuais, entre outros).
Passo 3: pessoas e ambientes sociais que podem promover distrações (não havendo necessidade de expor que você está enfrentando essas dificuldades, caso não se sinta confortável).
Passo 4: pessoas para quem pode pedir ajuda (neste passo você pode selecionar pessoas de confiança para quem você poderia expor a crise que está enfrentando).
Passo 5: profissionais ou instituições que pode contatar durante uma crise (idealmente incluir o psicólogo e o psiquiatra com os quais você faz o tratamento e linhas de emergência como o Centro de Valorização da Vida – CVV: 188 e SAMU: 192.
Passo 6: tornando o ambiente seguro (afastar-se fisicamente de quaisquer meios que possam ser prejudiciais, como objetos pontiagudos, armas ou outros itens e locais que o deixem em risco, até que a crise se atenue).

FIGURA 1 Modelo de plano de crise ou planejamento de segurança.

Fonte: elaborada pelos autores com base em O'Connor, 2021[4].

TABELA 2 Possíveis sinais de alerta de que uma crise suicida se aproxima

Pensamentos	Eu sou um idiota
	Lá vamos nós de novo
	Estou preso nessa situação
	Não tem solução
	Isso nunca vai passar
	É minha culpa
	Ninguém se importa comigo
	Qual é o objetivo disso?
	Não vejo sentido em continuar
	Eu não aguento mais
	Eu só queria sumir
	Estou com vontade de desaparecer
	Só queria dormir para sempre
	Mereço ser punido
	Sou um fracasso
	Sou um fardo
Imagens mentais	Memórias estressantes
	Flashbacks sobre traumas
	Tentativa de aliviar situações desconfortáveis
	Imaginar me engajando em uma tentativa de suicídio
Emoções/ sentimentos	Tristeza profunda
	Sentir-se deprimido
	Culpa
	Remorso
	Preocupação
	Raiva
Comportamentos/ ações	Caminhar inquieto
	Manter-se quieto ao redor de outras pessoas
	Evitar contato com outras pessoas
	Dormir mais do que o costume
	Gritar
	Chorar
	Tremer
	Agredir alguém
	Autolesão
	Ensaiar os passos de uma tentativa de suicídio
	Preparar-se para uma tentativa de suicídio

(continua)

TABELA 2 Possíveis sinais de alerta de que uma crise suicida se aproxima (*continuação*)

Sensações físicas	Dores de cabeça ou dores físicas
	Agitação
	Sentir-se no limite
	Coração acelerado
	Tensão muscular
	Náusea
	Dificuldade de respiração
	Insônia

Fonte: elaborada pelos autores com base em Bryan e Rudd, 2018[6].

costuma ser a identificação de estratégias de enfrentamento do sofrimento. Essas estratégias também serão variadas de acordo com cada contexto individual, mas a Tabela 3 reúne algumas possibilidades de atividades em que as pessoas podem se engajar para atenuar o sofrimento emocional ou o desconforto envolvendo sinais de alerta da Tabela 2.

Assim como citado anteriormente, a chave para essa seção é identificar atividades que talvez tenham sido úteis no passado e que podem ser distratores ou acalentadores para o enfrentamento da crise, por isso é importante que sejam

TABELA 3 Estratégias comuns de autogerenciamento

Assistir a um filme	Exercícios de respiração ou relaxamento
Assistir a uma série	Orar
Ouvir música	Fazer desafios (p. ex., palavras-cruzadas, *sudoku*, jogos de computador etc.)
Cantar	Pensar sobre um evento positivo que se aproxima
Brincar com seu animal de estimação	Pensar em memórias passadas positivas
Caminhar	Olhar fotos de momentos aprazíveis
Exercitar-se	Ler cartas, mensagens ou *e-mails* de membros da família ou entes queridos
Tomar banho	Comer sua comida favorita
Ler um livro	Cozinhar
Ler ou estudar algum material religioso	Tirar uma soneca rápida
Meditar	

Fonte: elaborada pelos autores com base em Bryan e Rudd, 2018[6].

8 Tratamentos psicoterápicos empiricamente sustentados (ou "que funcionam") **97**

atividades relativamente simples e testadas antes. Conforme sugerido na seção anterior, você pode criar sua própria lista de enfrentamento, com comportamentos alternativos àqueles que poderiam fazê-lo mal, e mantê-la acessível em algum lugar de fácil consultar.

Nas próximas seções, o indivíduo é convidado a listar as pessoas a quem pode recorrer nessas situações, mas há diferença em alguns grupos específicos, a depender do tipo de relacionamento e nível de confiança que o indivíduo sente em relação a elas. Na primeira delas, a ideia é de que a pessoa liste contatos de pessoas com quem ela poderia simplesmente encontrar para se distrair ou para passar algum tempo conversando. Nesse caso, a pretensão não é que seja necessário abordar os desafios emocionais que se está atravessando, mas simplesmente nutrir essa conexão social que é um lembrete de que há pessoas que se importam, com algum vínculo, bem como promovem distração e distanciamento dos sinais de alerta.

O outro grupo de pessoas é composto daqueles que realmente é possível dividir problemas e tensões, talvez mencionando inclusive a ideação suicida. Por isso é importante que sejam pessoas da confiança, que se espera que respondam sem julgamento e com escuta compreensiva.

Não é raro, contudo, que os clientes que buscam psicoterapia com essa demanda ou com quaisquer outras condições de sofrimento intenso tenham um círculo social reduzido e relatem o isolamento como motivo de sofrimento. É importante investigar quaisquer vínculos que podem representar algum contato social. Caso realmente não haja contatos a inserir, também entra nessa seção a possibilidade de interação social na comunidade, por exemplo, indo a instituições religiosas ou ambientes frequentados por mais pessoas, como parques ou cafés, e engajando-se em trabalhos voluntários, entre outros.

A seguir, pede-se que o paciente também registre contatos, mas, dessa vez, de profissionais que podem assisti-lo, em casos emergenciais, como o psiquiatra e o psicoterapeuta que o acompanham. Se o indivíduo tentar todas as etapas anteriores do plano e seu desejo suicida não atenuar, é importante procurar ajuda profissional e obter assistência imediata, porque o mais importante é permanecer seguro.

Esse modelo inclui, na última etapa, um passo importante que é o de restrição de acesso a meios que podem ser utilizados para a pessoa infligir dano a si mesma, seja em um episódio de autolesão sem intenção suicida seja engajando-se em uma tentativa de suicídio. Até que a crise suicida se atenue, é importante afastar-se de objetos já utilizados previamente para tentar suicídio ou se machucar, ou daqueles itens que a pessoa imaginou ao planejar o suicídio, ou de locais que podem oferecer risco. Se estiver muito desafiador fazer isso sem ajuda, uma alternativa é pedir ajuda às pessoas contatadas na etapa anterior para que elas ajudem a tornar o ambiente seguro.

Em alguns outros modelos de plano de resposta à crise, os autores pedem que se adicione uma seção em que o indivíduo liste suas razões para viver. Por mais que seja desafiador refrear os pensamentos de morte, acredita-se que existe uma centelha de vida que prende as pessoas à vida e ela é individual para cada um. Por isso, é importante refletir sobre os motivos pelos quais você, caso esteja pensando em suicídio, ou seu ente querido, por exemplo, dissuadiu-se da ideia de agir de acordo com o ímpeto suicida no passado. O que o impediu de fazê-lo? Algumas pessoas relatam que são suas famílias, outras, animais de estimação, aspirações profissionais e deixar um legado, sua fé ou qualquer outro objetivo específico que ainda não tenha se realizado.

Também é interessante se valer dessa reflexão, ainda que você não esteja formalmente preenchendo um plano de resposta à crise, porque ela pode ajudar na reconexão com valores que, de acordo com a terapia de aceitação e compromisso, desenvolvida por Steven Hayes, são centrais para criar uma vida que valha a pena ser vivida.

Além de ser considerada uma intervenção breve, o plano também participa como componente de outras intervenções mais longas, justamente por ter sido bastante pesquisada. Contudo, ainda não existe certeza sobre os mecanismos exatos que fazem a intervenção ser eficaz e mais pesquisas são necessárias para entendê-la melhor.

PROGRAMA DE INTERVENÇÃO CURTA POR TENTATIVA DE SUICÍDIO

O Programa de Intervenção Curta por Tentativa de Suicídio (ASSIP) pauta-se na premissa de que o suicídio é uma ação orientada por um objetivo. Por isso, para entender o que motiva a ideação e o comportamento suicida, o ideal é entender a narrativa do indivíduo, suas crenças, suas intenções e seus desejos[4].

Para a viabilização da avaliação narrativa, entende-se a necessidade de uma aliança terapêutica forte, mesmo que seja um programa mais breve, portanto, a cada encontro deve-se valorizar a qualidade do vínculo estabelecida com aquele indivíduo.

Em termos de estrutura, o ASSIP é composto de três sessões clínicas e seguido de um contato de *follow-up* com esse paciente, por meio de cartas semiestruturadas, mas que serão personalizadas para aquele paciente, ao longo de um período de dois anos[4].

Na primeira sessão se dá a avaliação narrativa, e, caso haja consentimento do paciente, ela é gravada para que, na segunda sessão, o clínico e o paciente escutem-na novamente, buscando entendimento aprofundado sobre como se deu a crise suicida. Além disso, entrega-se um material para psicoeducação, que é discutido conjuntamente na segunda sessão e, além disso, a gravação é avaliada. Por fim, na terceira sessão é elaborado um plano de segurança personalizado para o paciente.

Após as sessões clínicas, segue-se com o envio de cartas, inspirado no *caring letters,* que é um modelo de comunicação por cartas, visando manter o vínculo com pacientes que apresentem ideação e/ou comportamento suicida. No caso desse programa, os pacientes recebem, no início, cartas a cada três meses e, ao longo do segundo ano, recebem cartas a cada seis meses, totalizando o envio de seis cartas semiestruturadas. Elas são compostas de alguns aspectos pessoais coletados ao longo das primeiras sessões, contudo, sua estrutura sempre inclui aspectos psicoeducativos e da importância de manter-se seguro durante uma crise suicida[4].

AVALIAÇÃO COLABORATIVA E GERENCIAMENTO DE SUICIDALIDADE

A Avaliação Colaborativa e Gerenciamento de Suicidalidade (CAMS) é uma abordagem desenvolvida especificamente para identificar pensamentos e comportamentos suicidas e, posteriormente, tê-los como alvos primários dos tratamentos psicoterápicos, em vez de propor o tratamento de uma psicopatologia, pressupondo-se que a suicidalidade deriva dessa psicopatologia. Além de ser uma abordagem inovadora, considerando essa ênfase, que, conforme dito anteriormente, parece ser um paradigma quase consensual na suicidologia, ela se embasa na premissa de que o alvo deve ser a estabilização dos pacientes vulneráveis, seguida de um trabalho de gerenciamento de sua própria segurança[4].

O CAMS é um protocolo terapêutico semiestruturado que envolve uma abordagem colaborativa entre terapeuta e paciente, buscando compreender e abordar os fatores que contribuem para a tendência suicida daquele indivíduo. Estudos têm demonstrado que o CAMS resulta em redução rápida e sustentada da ideação suicida, sintomas gerais de sofrimento e fatores de risco associados, como depressão e desesperança, em um intervalo de, aproximadamente, 4 a 8 sessões. Embora o protocolo tenha sido inicialmente desenvolvido para uso em ambientes ambulatoriais, estudos têm mostrado que o CAMS também é viável e útil em outros contextos. Contudo, considerando que, assim como o ASSIP, é uma intervenção relativamente nova, são necessárias mais pesquisas sobre o impacto do CAMS no comportamento autolesivo e nas tentativas de suicídio, mas os estudos disponíveis até o momento têm mostrado resultados promissores[7].

TERAPIA COGNITIVO-COMPORTAMENTAL BREVE PARA PREVENÇÃO DO SUICÍDIO

A Terapia Cognitivo-Comportamental Breve para Prevenção do Suicídio (TCC-PS) pauta-se na terapia cognitivo-comportamental clássica, mas foi especificamente desenvolvida para reduzir o risco de suicídio, compilando uma série de estratégias específicas da abordagem que aumentam a probabilidade de o psicólogo oferecer um tratamento efetivo para essas demandas. Algumas de suas particularidades são limitação no tempo, já que o pretendido é um protocolo de 12 semanas de duração, ou seja, totalizando três meses de atendimentos, bem como o trabalho estruturalmente desenhado para enfatizar demandas relacionadas à suicidalidade[6], ou seja, trabalhando com técnicas cognitivo-comportamentais relacionadas a fatores relacionados à suicidalidade. Por exemplo, uma das técnicas contidas no protocolo é o trabalho de listar as razões para viver e elaborar um *kit* com materiais que as aludam, já que a desesperança e a sensação de desconexão são fatores frequentemente presentes nesses casos. Assim, o paciente terá, de maneira visível e palpável, objetos selecionados para os quais ele pode recorrer em momentos de crise e se lembrar dos motivos pelos quais se manter vivo vale a pena, por exemplo, na tentativa de oferecer evidências contrárias à cognição de que a morte é uma saída para seu sofrimento.

O programa, conforme mencionado, é composto de doze sessões e dividido em três fases. A primeira fase tem o objetivo de acessar os fatores de risco comportamentais, garantindo que, em eventuais crises suicidas, o paciente já saia munido, desde a primeira sessão, do plano de resposta à crise. Como dito anteriormente, apesar de poder ser uma intervenção breve, ele também é componente desse protocolo. Em um segundo momento, o alvo do tratamento são fatores de risco cognitivos, uma vez que se parte da premissa, na terapia cognitivo-comportamental, de que pensamentos autodepreciativos e crenças distorcidas são produtoras e produtos de sofrimento. Assim, o objetivo é contribuir para o paciente reestruturar suas crenças disfuncionais sobre si, sobre o mundo e sobre o futuro, já que essa tríade cognitiva é uma estrutura fundamental para incremento de bem-estar, se bem ajustada.

Por fim, a terceira fase do tratamento consiste em um treinamento de prevenção de recaídas, em que o psicoterapeuta e o paciente, juntos, emularão crises suicidas para verificar se ele já está pronto para lidar com eventuais crises futuras sozinho, com base em aprendizados e vivências ao longo dos meses de tratamento. É fundamental que essa etapa conte com o auxílio de um psicólogo ou um psiquiatra, já que demanda conhecimento prévio no manejo clínico. A Figura 2 condensa a estrutura do tratamento descrita e inclui as ferramentas utilizadas em cada módulo.

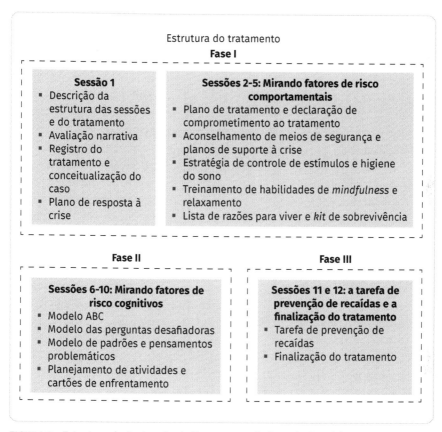

FIGURA 2 Estrutura do Protocolo de Tratamento da Terapia Cognitivo-Comportamental Breve para Prevenção do Suicídio.
Fonte: elaborada pelos autores com base em Bryan e Rudd, 2018[6].

A seguir é apresentado um panorama das intervenções em longo prazo. Vale ressaltar que ambas estão sob a égide do guarda-chuva das terapias cognitivo-comportamentais e apresentam diversas similaridades que, de acordo com o corpo de evidências que vem se consolidando, parecem ser fundamentais para uma efetiva prevenção do suicídio, conforme Bryan e Rudd[6]:

- Modelo teórico útil.
- Manualização da terapia.
- Adesão e fidelidade do clínico ao prescrito nos manuais.
- Ênfase na adesão do paciente.
- Treinamento de habilidades.
- Respeito pela autonomia do paciente.

- Treinamento de habilidades de gestão de crises.
- Formato que abranja terapia individual.

Apesar de não haver estudos de mecanismos e de desmantelamento suficientes para se atestar a eficácia dessas intervenções, supõe-se que esses elementos sejam cruciais para o desenvolvimento de uma intervenção psicoterápica efetiva no manejo e na prevenção de pensamentos e comportamentos suicidas. Ou seja, ao nos perguntarmos: "o que faz essas terapias funcionarem mais do que as outras para um determinado tipo de demanda?", é provável que chegaríamos à lista indicada anteriormente.

Os dois tratamentos em longo prazo selecionados para este livro estão sob o guarda-chuva das terapias cognitivo-comportamentais, sendo um deles as terapia cognitivo-comportamental clássica ou beckiana e a segunda a terapia comportamental-dialética, que é uma terapia contextual, oriunda de uma base behaviorista radical, da filosofia dialética e com componentes de *mindfulness*.

Essa escolha se deu uma vez que a TCC é o tratamento psicológico padrão--ouro, ou seja, o melhor padrão que há no campo da psicoterapia atualmente disponível, pelas seguintes razões:

- A TCC é a forma de psicoterapia mais pesquisada desde sua origem, tendo se valido de pesquisas minuciosas em alinhamento com o proposto pelo paradigma da prática baseada em evidências.
- Nenhuma outra forma de psicoterapia demonstrou ser sistematicamente superior à TCC com base em ensaios clínicos randomizados.
- Além disso, os modelos teóricos e mecanismos de mudança da TCC foram os mais pesquisados e estão alinhados com os paradigmas atuais da mente e do comportamento humanos (por exemplo, processamento de informações conforme os paradigmas recentes da neurociência)[8].

TERAPIA COGNITIVO-COMPORTAMENTAL

Existem também duas abordagens focadas no suicídio baseadas na terapia cognitivo-comportamental: terapia cognitiva para pacientes suicidas, que pode ser mais bem estudada no livro *Terapia cognitiva-comportamental para pacientes suicidas*, de Wenzel, Brown e Beck, e a terapia cognitivo-comportamental breve para prevenção do suicídio, cujo livro principal ainda não dispõe de tradução para o português *Brief cognitive-behavioral therapy for suicide prevention* de Bryan e Rudd, e foi descrito na etapa de intervenções de duração em médio prazo, por ter uma estrutura protocolar que prevê um total médio de 12 sessões. Na terapia cognitivo-comportamental clássica, em especial na terapia cogniti-

8 Tratamentos psicoterápicos empiricamente sustentados (ou "que funcionam") **103**

va para pacientes suicidas, a estrutura prevê que o número de sessões variará de acordo com a demanda de cada paciente, por isso, nesta seção o objetivo geral é descrever um apanhado dos pressupostos que regem essa abordagem psicoterápica, enfatizando quais deles são mais trabalhados em pacientes cujas demandas estiverem relacionadas a pensamentos e comportamentos suicidas.

Alguns aspectos do modelo cognitivo foram descritos anteriormente, ao se apresentar a terapia cognitivo-comportamental breve para prevenção do suicídio, porém vale repeti-los, como ambos são tratamentos da terapia cognitiva. O modelo cognitivo é o pressuposto que pauta as decisões nesse modelo, postulando que o sofrimento humano é causado pelo significado que se atribui às vivências, ou seja, se houver pensamentos disfuncionais, eles serão geradores e gerados de/por emoções desadaptativas e igualmente imbricados a comportamentos disfuncionais sendo, um deles, o comportamento suicida[9].

Portanto, nessa abordagem psicoterapêutica, além do trabalho para identificar as crenças disfuncionais e geradoras de sofrimento, pretende-se construir pensamentos mais adequados e realistas, por meio do desenvolvimento de ferramentas cognitivas para identificar razões para viver e promover esperança nesses pacientes[10].

Um aspecto relevante previsto pela TCC é de que a fase inicial do tratamento desse grupo de pacientes deve ser focada no engajamento deles ao processo terapêutico, já que alguns fatores, como a desesperança, o não pertencimento, entre outros, podem figurar como empecilhos para que eles se mantenham engajados em terapia[10].

É importante, caso você esteja lendo este livro porque pensou em morrer, ou caso conheça alguém que está atravessando esse sofrimento, tomar consciência da relevância do engajamento no processo de psicoterapia, ainda que seja penoso. Para a maioria das pessoas não é fácil falar para um profissional sobre suas questões mais íntimas, seu sofrimento enorme que o leva a querer tirar a própria vida. Contudo, é por meio da avaliação narrativa dessa fala, como relatado anteriormente, e de várias técnicas que o profissional estudou, que ele poderá ajudá-lo a construir ferramentas para lidar com esse sofrimento. Uma das funções do terapeuta da TCC é ajudar o paciente a adquirir estratégias adaptativas de enfrentamento, porque são treinados para ajudar as pessoas a melhorarem suas habilidades de resolução de problemas, mesmo aqueles que podem parecer intransponíveis. Por isso, não subestime o papel da psicoterapia em seu tratamento e converse com seu terapeuta caso esteja sendo difícil demais comparecer às sessões, por exemplo. O empirismo colaborativo é um dos pilares fundantes da TCC, e o profissional estará lá não para julgá-lo, e sim para encontrar um caminho melhor para lidar com as questões que o levaram a buscar ajuda.

Também faz parte do trabalho do terapeuta cognitivo ajudar o paciente a se engajar em atividades que sejam contributivas para a regulação emocional e algumas delas podem ser testadas, ainda que você não tenha iniciado seu tratamento formal, como exercícios de respiração (p.ex., respiração diafragmática), relaxamento muscular progressivo, técnicas de distração que ajudem a evocar memórias positivas, atividades de autoalívio sensorial, melhorias no ambiente (acender velas aromáticas), ouvir músicas que disparem memórias afetivas, acariciar animais de estimação, entre outros[10].

Por fim, outro aspecto central do trabalho da TCC é incentivar o paciente a estar cercado de uma rede de apoio social, o que remonta a aspectos que já foram discutidos anteriormente, de como é importante ampliar a conexão com sua família, seus amigos, seus vizinhos ou quaisquer pessoas que parecem querer seu bem. Por mais que seja difícil relacionar-se, entendemos que você não está sozinho e falar com essas pessoas pode ser relevante para ajudá-lo tanto a construir uma vida significativa e que valha a pena ser vivida, quanto para ajudá-lo a manter o ambiente seguro, por exemplo, em momentos de crise, conforme visto no planejamento de segurança. Caso você esteja buscando alguém para conversar, ligue para o Centro de Valorização da Vida (CVV) no 188, que dispõe de voluntários 24 horas por dia.

Reforçamos que nenhuma das técnicas citadas anteriormente substitui acompanhamento profissional especializado.

TERAPIA COMPORTAMENTAL DIALÉTICA

A última abordagem psicoterápica a ser apresentada também está sob o guarda-chuva das terapias cognitivo-comportamentais, conforme dito anteriormente, porém seu desenvolvimento foi pautado, mormente, na análise do comportamento.

Apesar de a terapia cognitivo-comportamental clássica ser padrão-ouro para diversos quadros clínicos, estabeleceu-se que a terapia comportamental dialética figura como padrão-ouro para o tratamento de transtorno de personalidade *borderline*, além de ser utilizada para outros quadros, em especial aqueles que apresentam manifestações de autolesão, pensamento e comportamento suicida[11].

Apesar dessas raízes comuns, a ênfase da terapia comportamental dialética (DBT) é lidar com problemas de contradição e aparente difícil solução, por meio da busca do equilíbrio entre aceitação e necessidade por mudança, pautada nos pressupostos que são uma junção do paradigma da análise do comportamento na filosofia dialética e na prática zen[11].

Desde seu desenvolvimento, Marsha Linehan, a criadora da abordagem, demonstrava um comprometimento com a sustentação empírica de seus princípios, portanto pesquisadores e clínicos da área devem manter-se atualizados de acordo com os princípios da prática baseada em evidência, cujo objetivo é tomar decisões clínicas com base em (1) melhor evidência científica disponível,

(2) particularidades do cliente e (3) *expertise* clínica. No que diz respeito ao primeiro pilar, vale ressaltar que em 2019 foi publicada uma metanálise[12] que analisou dezoito estudos e chegou à conclusão da eficácia da DBT para autolesão sem intenção suicida e para comportamento suicida, contribuindo para sua categorização como abordagem relevante para tratar essa demanda.

Apesar de mostrar-se promissora em sua capacidade de tratar a suicidalidade, a DBT é uma intervenção complexa e custosa, por envolver (1) psicoterapia semanal no formato individual, (2) participação em um treinamento de habilidades e (3) eventuais contatos telefônicos com o psicólogo. E, da parte do profissional, ele também deve fazer duas horas semanais de (4) consultoria de pares, em que colegas que atuam com a DBT se apoiam e se desenvolvem em grupo, considerando a delicadeza e a complexidade dos casos.

A Tabela 4 resume os objetivos da DBT, bem como as formas por meio das quais cumprem-se essas funções.

TABELA 4 Funções e formas da terapia comportamental dialética (DBT) abrangente

Funções	Modos
Aprimorar as competências do cliente: ajudá-los a responder melhor para terem um desempenho eficaz. Ou seja, diante dos desafios, encontrar maneiras por meio das quais as pessoas consigam se comportar de forma mais saudável e que produza menos consequências negativas no futuro	Treinamento de habilidades, farmacoterapia, psicoeducação, psicoterapia individual, intervenção ambiental
Garantir a generalização: transferir o repertório de respostas hábeis da terapia para o ambiente natural dos clientes e ajudá-los a integrá-las no ambiente natural. Em outras palavras, garantir que as mudanças não ocorram somente no ambiente da terapia, mas sim em seu dia a dia	Consultoria de habilidades por telefone, intervenção ambiental, comunidades terapêuticas, intervenções *in vivo*, revisão de registros entre as sessões, envolvimento de familiares e amigos no processo
Aprimorar habilidades e motivação do terapeuta: adquirir, integrar e generalizar os repertórios cognitivos, emocionais e de comportamentos públicos e verbais necessários para a eficácia do tratamento em DBT. Considerando que são casos carregados de bastante emoção e desafios clínicos, o terapeuta se reúne, semanalmente, com colegas para criar um clima de incentivo e aprendizagem compartilhada	Supervisão, reunião de consultoria entre pares, investimento em educação continuada, consulta de manuais de tratamento, monitoramento de aderência e competência

Fonte: elaborada pelos autores com base em Koerner, 2012[11].

Este capítulo é encerrado com uma constatação famosa de Marsha Linehan, que postulou que o objetivo da psicoterapia com esses pacientes não deve ser somente garantir sua sobrevivência, mas sim ajudá-los a construir vidas que valham a pena serem vividas[11].

A expectativa dos autores é de que este capítulo contribua com reflexões, estratégias práticas e possíveis buscas de caminhos para ajudá-lo a lidar com o que você está enfrentando agora e o motivou a segurar este livro neste momento. Com base nessa observação de todas as abordagens discutidas no capítulo, nota-se que muitas das estratégias têm em comum o objetivo de ampliar o espaço entre o sentir, o pensar e o agir das pessoas que enfrentem eventuais crises.

Apesar de se saber que as crises emocionais podem trazer um sofrimento avassalador, também sabe-se que os cientistas e clínicos estão trabalhando no desenvolvimento dos melhores caminhos para ajudar pacientes como você a enfrentar esses obstáculos, ajudando-o a aprender novos repertórios e experienciar vivências alinhadas a seus valores, construindo uma vida que valha a pena ser vivida.

CONCLUSÃO

Após a leitura deste capítulo, que pode ter trazido muitas informações novas para você, talvez você esteja se perguntando, a partir de agora, "como posso buscar um bom terapeuta?" e "como saberei se a terapia que faço 'está funcionando?'".

A pretensão deste capítulo foi trazer um compilado do que há de mais recente na psicologia, mas cabe a você, leitor que imagina que se beneficiará da psicoterapia, ou que conhece alguém que poderá se beneficiar, realizar a busca de um profissional que você considere capaz de te apoiar em seu tratamento.

Considera-se que os dois aspectos mais importantes sejam a conexão que você sentirá, ao perceber se esse profissional oferece um espaço seguro e sigiloso de escuta e está genuinamente interessado e comprometido com seu processo de melhora, ou seja, é um aspecto mais subjetivo. E o segundo aspecto é mais objetivo e envolve o preparo técnico desse profissional para lidar com sua demanda. Os pré-requisitos mínimos para que um psicoterapeuta esteja habilitado para atendimento de casos que envolvam suicidalidade é a graduação em psicologia ou em psiquiatria para evitar profissionais que não tenham bagagem suficiente para manejar casos complexos. Infelizmente, há muitos profissionais que oferecem serviços e vendem soluções para saúde mental sem respaldo suficiente para fazê-lo. Outro aspecto relevante para avaliar a qualidade técnica do trabalho do profissional que você irá contratar é seu comprometimento com a ciência, ou seja, seu interesse em formar-se continuamente, realizando cursos de extensão, empenhando-se em formações e especializações e mantendo-se atualizado com o melhor que a literatura científica tem para oferecer.

Em suma, a avaliação para contratar um profissional que o ajudará passa por avaliar subjetivamente um conjunto de características que o deixem confortável para compartilhar sua história com ele e outro conjunto de características técnicas, que ele esteja capacitado com as melhores ferramentas para manejar sua demanda. E a melhor forma de avaliar o progresso em terapia é pensando em seus objetivos. É importante que, no início do processo, seja delineado um objetivo terapêutico e que haja um plano a ser seguido para atingi-lo, com constante avaliação e mensuração de seu progresso. É importante que você se sinta confortável em questionar o profissional caso não esteja percebendo as melhoras pretendidas para que, juntos, pensem em novas soluções ou, então, você avalie se não é o caso de tentar o serviço de um outro profissional.

REFERÊNCIAS

1. Fox KR, Huang X, Guzmán EM, Funsch KM, Cha CB, Ribeiro JD, et al. Interventions for suicide and self-injury: a meta-analysis of randomized controlled trials across nearly 50 years of research. Psychol Bull. 2020;146(12):1117-45.
2. Doupnik SK, Rudd B, Schmutte T, Worsley D, Bowden CF, McCarthy E, et al. Association of suicide prevention interventions with subsequent suicide attempts, linkage to follow-up care, and depression symptoms for acute care settings: a systematic review and meta-analysis. JAMA Psychiatry. 2020;77(10):1021-30.
3. Saunders KEA, Hawton K, Fortune S, Farrell S. Attitudes and knowledge of clinical staff regarding people who self-harm: a systematic review. Journal of Affective Disorders. 2012;139(3):205-16.
4. O'Connor R. When it is darkest: why people die by suicide and what we can do to prevent it. London: Ebury; 2021.
5. McMyler C, Pryjmachuk S. Do 'no-suicide' contracts work? J Psychiatric Mental Health Nurs. 2008;15(6):512-22.
6. Bryan CJ, Rudd MD. Brief cognitive-behavioral therapy for suicide prevention. New York: Guilford; 2018.
7. Santel M, Neuner F, Berg M, Steuwe C, Jobes DA, Driessen M, et al. The Collaborative Assessment and Management of Suicidality compared to enhanced treatment as usual for inpatients who are suicidal: a randomized controlled trial. Front Psychiatry. 2023;14:1038302.
8. David D, Cristea I, Hofmann SG. Why cognitive behavioral therapy is the current gold standard of psychotherapy. Front Psychiatry. 2018;9:4.
9. Beck JS, Beck AT. Cognitive behavior therapy: basics and beyond. 3.ed.New York: Guilford; 2020.
10. Wenzel A, Brown GK, Beck AT. Cognitive therapy for suicidal patients: scientific and clinical applications. American Psychological Association; 2009.
11. Koerner K, Linehan MM. Doing dialectical behavior therapy: a practical guide. New York: Guilford; 2012.
12. DeCou CR, Comtois KA, Landes SJ. Dialectical behavior therapy is effective for the treatment of suicidal behavior: a meta-analysis. Behav Ther. 2019;50(1):60-72.

9
Estilo de vida e suicídio

VINHETA CLÍNICA

Maria, uma mulher de sorriso gentil e olhar melancólico, havia há tempos se enredado nas teias da depressão. O peso das responsabilidades diárias e a solidão silenciosa corroendo suas esperanças a levaram a um ponto onde a luz parecia se extinguir. Foi durante uma visita à clínica do Dr. Sanches, um médico que abraçava a abordagem da Medicina do Estilo de Vida, que Maria viu um lampejo de esperança.

O Dr. Sanches era um médico psiquiatra que entendia que a batalha contra a depressão não podia ser travada apenas com medicamentos (apesar de entender que eles são essenciais no processo de cura), mas também com uma combinação de empatia e conhecimento de outras abordagens que incluíssem mudanças no estilo de vida, como nutrição, movimento, sono, relacionamentos e, crucialmente, manejo do estresse. Ele percebeu que a saúde emocional de Maria estava intrinsecamente ligada a esses pilares.

Juntos, eles começaram uma jornada transformadora. Abandonando a abordagem de "pílula única", o Dr. Sanches orientou Maria a reexaminar sua relação com a alimentação, adotando escolhas que nutrissem não apenas seu corpo, mas também sua mente fragilizada. A introdução de atividades físicas lentamente insuflou energia em seu ser, liberando endorfinas que, de alguma forma, afugentaram as nuvens que a envolviam.

No coração do plano de tratamento estava o gerenciamento do estresse. Maria aprendeu técnicas de respiração e meditação, ancorando-se no presente e desmontando os fardos do passado e as ansiedades do futuro. Aos poucos, ela começou a reconstruir laços sociais, encontrando um porto seguro nos relacionamentos que cultivava.

Com o passar do tempo, Maria notou as mudanças. Seu sono melhorou, seus pensamentos se tornaram mais claros e, enquanto as tempestades emocionais não desapareceram, ela ganhou resiliência para enfrentá-las. O Dr. Sanches a lembrou gentilmente de que a jornada era contínua, mas Maria agora possuía ferramentas valiosas para enfrentar os altos e baixos da vida.

A história de Maria ecoa na vida de muitos que enfrentam desafios emocionais. A Medicina do Estilo de Vida não é uma fórmula mágica, mas sim uma abordagem holística que reconhece a interconexão entre hábitos de vida e saúde mental, bem como inclui o uso de medicamentos sempre quando indicado. Como Maria, muitos encontram força na transformação gradual, utilizando escolhas saudáveis para fortalecer sua resiliência e mitigar a vulnerabilidade à ideação suicida. Esta vinheta é uma celebração da jornada de Maria e de todos os outros que escolheram o caminho do autocuidado como forma de cura emocional e prevenção.

INTRODUÇÃO

A importância dos hábitos de vida para nossa saúde emocional e cognitiva tem sido cada vez mais reconhecida pela ciência. A chamada Medicina do Estilo de Vida é uma disciplina desenvolvida nas últimas décadas em resposta ao aumento na prevalência de doenças crônicas como síndrome metabólica, doenças cardiovasculares e câncer, mas que vem ganhando cada vez mais espaço também na saúde mental. A Medicina do Estilo de Vida busca considerar a complexidade de fatores envolvidos no processo de adoecimento, educando e motivando o paciente a atuar ativamente como protagonista de sua saúde em diferentes frentes: nutrição, atividade física, gerenciamento de estresse, sono, relacionamentos sociais e evitação de substâncias de risco[1]. Dessa forma, o autocuidado torna-se central no tratamento, e a mudança de hábitos de vida tende a ter efeitos tanto terapêuticos como preventivos. Recentemente, inclusive, uma diretriz sobre cuidados de saúde mental baseados em estilo de vida para a depressão maior foi desenvolvida por duas importantes sociedades internacionais, a World Federation of Societies for Biological Psychiatry (WFSBP) e a Australasian Society of Lifestyle Medicine (ASLM)[2].

ATIVIDADE FÍSICA

A importância de diferentes hábitos de vida sobre a saúde emocional e como a melhora de nosso estilo de vida pode ajudar inclusive a prevenir e diminuir pensamentos e comportamentos suicidas serão discutidos a seguir.

ATIVIDADE FÍSICA

Antes de mais nada, é importante notar que o nosso corpo foi "projetado" ao longo da evolução para se movimentar. Neste sentido, o sedentarismo é antifisiológico e, por isso, não é de surpreender que esteja relacionado a tantos problemas de saúde. A atividade física, conceitualizada como qualquer movimento corporal que resulte em gasto energético, e sua forma estruturada, o exercício, desempenham papéis importantes na saúde pública, prevenindo e tratando diversas condições de saúde[3].

A atividade física regular traz benefícios à nossa saúde física e mental por diferentes mecanismos, incluindo aumento de capacidade cardiopulmonar, redução de estresse oxidativo e inflamação, melhora de nossa microbiota (flora) intestinal, otimização de produção e ação de hormônios, melhora de nosso ritmo circadiano, modulação de ação de neurotransmissores, além de aumento na produção de endorfinas e fatores neurotróficos, como o fator neurtrófico derivado do cérebro (BDNF), no cérebro[4,5]. Na prática, o exercício físico mimetiza os efeitos físicos e cognitivos do estresse de forma controlada, auxiliando tanto nosso corpo como nossa mente a se adaptarem a ele. Além disso, o exercício físico regular é também uma forma de "meditação em movimento", já que demanda foco, automonitoramento e persistência. Durante a atividade física, nossos músculos produzem uma série de metabólitos e substâncias conhecidos como "miocinas" (irisina, catepsina B, humanina, FGF21, citocinas inflamatórias e lactato, entre outros), que caem na circulação sistêmica e atuarão no cérebro, contribuindo para muitos dos benefícios citados[6]. Algumas miocinas parecem melhorar tanto a atividade mitocondrial nas células neuronais como os mecanismos de limpeza de detritos celulares durante nosso sono, contribuindo para a neuroproteção, o que pode ajudar a explicar o fato de a atividade física regular ao longo da vida ter sido consistentemente documentada como fator protetor para transtornos neurodegenerativos, como a doença de Alzheimer[6]. Além disso, todas essas ações podem contribuir para um efeito antidepressivo da atividade física.

Hoje é amplamente reconhecido que a atividade física exerça um efeito positivo no humor, níveis de ansiedade e cognição[3,6-8]. A inatividade física está associada a um risco aumentado de depressão[9], e diferentes modalidades de exercício físico têm sido estudadas em relação a seu efeito terapêutico na depressão e na ansiedade, incluindo exercício aeróbico, treino resistido (de força), treinamento intervalado de alta intensidade (HIIT) e exercícios mente-corpo, como ioga, *qigong* e *tai chi*[7,8,10-12].

Diversos estudos demonstraram que todas essas modalidades de exercício físico podem contribuir para melhorar depressão e níveis de ansiedade em diferentes faixas etárias, e mesmo em indivíduos portadores de outros transtornos mentais – como esquizofrenia, transtorno de estresse pós-traumático e de uso de substâncias – e diferentes condições médicas, como diabetes, doenças cardiovasculares, câncer e doenças neurológicas[7,8,10-12]. Estudos sugerem haver uma relação "dose-resposta" entre a intensidade do exercício físico e a melhora de sintomas depressivos e ansiosos, ou seja, exercícios moderados a intensos tendem a ser mais eficazes do que os de leve intensidade[8]. Uma meta de 150 a 300 minutos por semana de atividade física moderada ou 75 a 150 minutos por semana de atividade física intensa foi proposta pela Organização Mundial da Saúde em sua diretriz de 2020 sobre atividade física e comportamento sedentário[2]. Porém, mesmo a atividade física de lazer de baixa intensidade (caminhadas, por exemplo) parece trazer benefícios para o humor quando comparadas ao sedentarismo[13,14].

O suicídio é um comportamento complexo e multifatorial, e os estudos avaliando o impacto da atividade física no comportamento suicida enfrentam vários desafios metodológicos. As evidências disponíveis hoje em relação ao impacto da atividade física no comportamento suicida ainda são consideradas preliminares em razão do número relativamente pequeno de estudos e de suas limitações metodológicas[15,16]. Mesmo assim, os estudos disponíveis sugerem que a atividade física regular possa contribuir para a redução em comportamentos agressivos e tentativas de suicídio[15,16].

A mensagem aqui é que o importante é se movimentar, mesmo que de forma mais leve no início. A escolha ou a prescrição de um exercício físico deve sempre ser individualizada de acordo com o condicionamento físico, as comorbidades médicas e as eventuais limitações funcionais do indivíduo, mas também levando em consideração suas preferências e metas pessoais. O fato de diferentes tipos de exercício terem se mostrado eficazes na melhora de depressão e redução de estresse é uma ótima notícia nesse sentido!

ALIMENTAÇÃO

A alimentação desempenha papel fundamental no desenvolvimento, na manutenção e no adequado funcionamento de nosso cérebro de diferentes formas: fornecendo nutrientes essenciais (aminoácidos, ácidos graxos, carboidratos, vitaminas e minerais) para síntese proteica e produção de energia; fornecendo compostos bioativos (polifenóis, carotenoides, terpenos etc.), metabólitos secundários de plantas com ação antioxidante bem documentada, entre outros efeitos potencialmente benéficos; e modulando a microbiota intestinal e o chamado eixo intestino-cérebro[2]. O cérebro depende de todos os nutrientes essenciais para manter suas funções adequadamente, e a deficiência de qualquer desses nutrientes pode produzir diferentes tipos de alterações comportamentais, incluindo distúrbios cognitivos e do humor de gravidade variada[17,18]. Importante nesse sentido, existe evidência também da relação entre a deficiência de alguns desses micronutrientes – principalmente folato (vitamina B9), zinco e magnésio – e comportamento suicida[18-20].

Diferentes tipos de estudo são convergentes de que um padrão alimentar:

- Rico em alimentos como verduras, legumes, cogumelos, algas, grãos, castanhas, frutas (particularmente as vermelhas ou roxas como morango, amora, açaí, romã, mirtilos, cereja, framboesa e *cranberry*), azeite de oliva, frango, ovos, laticínios magros e não adoçados, peixes e frutos do mar.
- Restrito (consumo apenas esporádico) em carne vermelha, alimentos refinados e ultraprocessados, margarina, frituras e doces.

Possui efeito positivo tanto preventivo como terapêutico no humor, na cognição e no sono por diferentes mecanismos[22-25]. Interessante, nesse sentido, um recente estudo na Coreia observou que uma alimentação de melhor qualidade se associou a menor risco de ideação, planejamento e tentativas de suicídio na população em geral[26].

Tecnicamente, trata-se de um padrão alimentar baseado em alimentos não industrializados ou minimamente processados (mas que podem ser frescos ou congelados) e rico em fibras (carboidratos complexos encontrados nas plantas que são resistentes à ação das enzimas digestivas humanas), micronutrientes (vitaminas e minerais), compostos bioativos e gorduras benéficas (como as poli-insaturadas ômega-3 e as monoinsaturadas). O paradigma mais estudado desse padrão é a chamada dieta mediterrânea, que tem sido consistentemente associada à menor incidência de doenças não transmissíveis (síndrome metabólica, doenças cardiovasculares, acidente vascular encefálico e câncer) e mortalidade total, sendo considerado um dos padrões alimentares mais saudáveis. Sabe-se que a dieta mediterrânea e seus alimentos e nutrientes peculiares exercem efeitos benéficos contra a inflamação, o estresse oxidativo, a resistência à insulina, a disfunção vascular, a adiposidade, a senescência, o declínio cognitivo, a neurodegeneração e a tumorigênese, prevenindo assim doenças crônicas e melhorando o bem-estar e a saúde em geral[2]. Não é necessário morar na região do mar Mediterrâneo para se obter os benefícios dessa dieta: os princípios discutidos anteriormente podem ser adaptados a cultura, realidade socioeconômica e disponibilidade de alimentos – incluindo sazonalidade – de qualquer região.

Para fazer escolhas conscientes sobre a alimentação, é importante compreender, também, os diferentes tipos de processamento dos alimentos. Os alimentos considerados minimamente processados são aqueles submetidos a uma preparação leve com o objetivo principal de preservação, mas que não modifica substancialmente seu conteúdo nutricional. Exemplos incluem limpeza e remoção de partes não comestíveis ou indesejadas, moagem, refrigeração, pasteurização, fermentação, congelamento e embalagens a vácuo. Isso permite que os alimentos sejam armazenados por mais tempo e permaneçam seguros para serem consumidos. Muitas frutas frescas, vegetais, grãos integrais, nozes, carnes e leite se enquadram nessa categoria. Os alimentos são considerados processados quando, além de uma preparação leve visando conservação, sofrem adição de sal, açúcar ou gorduras. Algumas frutas e legumes enlatados, alguns queijos, pão fresco e peixes enlatados são exemplos de alimentos processados. Esses alimentos geralmente são feitos com pelo menos 2 a 3 ingredientes e podem ser consumidos prontamente sem necessidade de preparo adicional. Já os alimentos ultraprocessados são alimentos do grupo anterior que vão além da incorporação de sal, açúcar ou gordura, sendo acrescidos de corantes, emulsificantes, aromatizantes artificiais e conservantes que promovem estabilidade de prateleira, preservam a textura e aumentam a palatabilidade. Várias etapas de processamento usando vários ingredientes (tipicamente cinco ou mais) compõem o alimento ultraprocessado. Especula-se que esses alimentos sejam projetados para aumentar o desejo por eles, para que as pessoas os comam demais e comprem mais. Nem todos, mas muitos desses alimentos tendem a ser pobres em fibras e nutrientes. Exemplos são bebidas açucaradas, biscoitos, algumas bolachas, salgadinhos e cereais matinais, refeições congeladas e alguns frios[27]. Recentemente, estudos têm observado que o consumo frequente de alimentos ultraprocessados está associado a maior risco de obesidade, marcadores de inflamação sistêmica (*vide* a seguir) e sintomas depressivos[28-30].

Justamente por seu potencial de prevenir e melhorar a inflamação, os padrões alimentares adaptados da dieta mediterrânea são considerados um dos pilares fundamentais da medicina do estilo de vida visando combater a chamada inflamação sistêmica crônica (ISC), uma condição cada vez mais reconhecida como central na etiologia de muitas das condições de saúde crônicas mais prevalentes na população, incluindo a síndrome metabólica, as doenças cardiovasculares, o câncer, a depressão e a doença de Alzheimer[31]. Diferentemente das reações inflamatórias agudas, que tendem a ser de alta intensidade e transitórias, a ISC é persistente e de baixo grau, estando relacionada a fatores como infecções crônicas, sedentarismo, obesidade, disbiose intestinal (desequilíbrio na comunidade microbiana intestinal), estresse psicológico crônico, alteração de sono e ritmo circadiano, exposição a poluentes ambientais e tabagismo, que acabam produzindo uma ativação de células imunes por diferentes mecanismos[31]. Com o envelhecimento, há também uma tendência ao acúmulo de células senescentes e que podem apresentar secreção aumentada de mediadores (citocinas, por exemplo) pró-inflamatórios, agravando a ISC ao longo da vida[31].

É relevante destacar nesse contexto que marcadores de inflamação sistêmica e de estresse oxidativo aumentado foram consistentemente documentados na depressão maior e em outros transtornos mentais graves[32,33], assim como a ocorrência de neuroinflamação na depressão e no comportamento suicida[34]. A prevalência de ISC de baixo grau em indivíduos com depressão maior foi estimada em 27 a 58%, dependendo do critério de corte[32]. Além disso, indivíduos com depressão maior ou transtorno bipolar – dois dos principais transtornos mentais associados ao suicídio – possuem maior risco de obesidade, síndrome metabólica e doenças cardiovasculares precoces[35-37] em comparação com a população em geral, além de risco aumentado para o desenvolvimento de demências[38-42]. Acredita-se hoje que a alimentação e o estresse crônico possuam papel central nesses processos por meio de sua influência sobre a microbiota intestinal, os metabólitos produzidos por ela e o impacto resultante em nossa imunidade e no chamado eixo intestino-cérebro[43].

A microbiota (ou flora) intestinal e o sistema nervoso central (SNC) se comunicam entre si de forma intensa e complexa, por meio de diferentes órgãos e vias de sinalização hoje conhecidos conjuntamente como o eixo intestino-cérebro. O eixo intestino-cérebro tem grande importância na regulação do tônus imune sistêmico e mesmo da atividade inflamatória cerebral, além de influenciar a homeostase cerebral e a neurotransmissão de diferentes formas[43]. Do ponto de vista sistêmico, o trato digestório compreende a maior interface entre o corpo e o ambiente externo (aproximadamente 200 m^2 de superfície); apesar de ser considerado fundamental para a digestão de alimentos e a absorção de nutrientes, essa exposição é também crítica para a modulação do sistema imune. O epitélio intestinal é uma barreira física dinâmica e que funciona como um elemento do sistema imune na prevenção de exposição a antígenos e patógenos. Excesso de estimulação por disbiose intestinal e/ou aumento de permeabilidade intestinal podem produzir inflamação sistêmica e neuroinflamação[44]. Aqui é importante notar que o eixo intestino-cérebro é um sistema de comunicação bidirecional, no qual o estresse crônico produz uma série de alterações fisiológicas, como redução do sistema nervoso autonômico parassimpático (incluindo o nervo vago) e estimulação do sistema endocanabinoide, que resultarão em alterações significativas na homeostase local intestinal, impactando de forma negativa a composição da microbiota intestinal[45].

O principal fator modificável influenciando a microbiota intestinal e o eixo intestino-cérebro é a alimentação. Um dos mecanismos mais bem estabelecidos por meio dos quais a microbiota intestinal influencia a fisiologia cerebral envolve a produção dos chamados ácidos graxos de cadeia curta – sendo o butirato o mais importante deles – a partir da fermentação de fibras da dieta pela flora intestinal benéfica. Entre outras ações, o butirato tem o potencial de atuar remotamente em receptores localizados nas células imunes do sistema nervoso (conhecidas como micróglia), reduzindo a atividade inflamatória no SNC, além de melhorar a integridade tanto da barreira intestinal como da barreira hematoencefálica (estrutura que "envelopa" o SNC, fundamental para neuroproteção e regulação homeostática) ao estimular a expressão de moléculas de adesão nas células epiteliais[46]. Coerentemente com essas evidências, padrões alimentares ricos em fibras e com consumo mais restrito de proteínas animais, como a dieta mediterrânea, tendem a ter um impacto positivo na microbiota intestinal[47].

É importante notar que faltam evidências consistentes sobre a eficácia de dietas mais restritivas (que requerem a exclusão de grupos de alimentos comumente consumidos), como a dieta cetogênica e o veganismo, no humor[2]. O zinco, por exemplo, é um dos minerais de maior importância para o humor e pode ser encontrado principalmente em carnes vermelhas e frutos do mar, fontes ausentes em dietas veganas e vegetarianas, o que pode levar a deficiências desse nutriente e depressão[48]. Além disso, a adesão total a um padrão alimentar específico não é essencial para a melhora de sintomas depressivos e provavelmente é uma expectativa irreal, particularmente quando os sintomas depressivos são graves, os recursos são limitados e/ou a motivação e o pragmatismo estão prejudicados. De fato, os principais estudos de intervenção nutricional na depressão maior focaram na melhora individualizada na qualidade da dieta em vez da adesão total[2].

A diretriz sobre cuidados de saúde mental baseados em estilo de vida para a depressão maior desenvolvida pela WFSBP e ASLM preconiza em relação à alimentação (adaptado de Marx et al.[2]):

- Incentivar a adesão a padrões alimentares minimamente processados e ricos em nutrientes, como a dieta mediterrânea.
- Incorporar descontração, conexão social e *mindfulness* (valorizando o momento presente em todas as suas nuances) à "experiência alimentar" sempre que possível.
- Quando necessário e disponível, consultar um nutricionista treinado.
- Aumentar o consumo de frutas, vegetais, legumes, grãos integrais, castanhas, sementes, ervas e especiarias conforme tolerado.

9 Estilo de vida e suicídio 117

- Cozinhar a granel e congelar, planejar refeições com antecedência e comprar vegetais congelados, legumes enlatados e secos e peixe enlatado pode ser acessível, conveniente e rico em nutrientes.
- Incluir um alto consumo de alimentos ricos em ácidos graxos poli-insaturados ômega-3 e fibras.
- Limitar o consumo de alimentos ultraprocessados, substituindo-os por alimentos nutritivos minimamente processados.
- Consumir carne vermelha com moderação e optar por fontes magras em detrimento de processados e/ou cortes gordurosos, considerando o histórico cultural-religioso do indivíduo.
- Incluir azeite de oliva extravirgem como principal fonte de cozimento e óleo adicionado.
- Observar a ingestão diária recomendada de água.
- Evitar o consumo excessivo de álcool.

O comportamento também impacta a alimentação. Transtornos mentais graves e traços desadaptativos de personalidade foram associados a hábitos alimentares menos saudáveis[49,50], gerando um círculo vicioso desadaptativo que deve ser abordado terapeuticamente por meio da psicoeducação e da mudança de hábitos de vida.

SONO

O sono é um processo biológico essencial para a vida e a boa saúde, possuindo papel fundamental no funcionamento cerebral e em vários aspectos da fisiologia, incluindo metabolismo, imunidade, regulação hormonal e cardiovascular. Um sono alterado ou não reparador pode contribuir para a ocorrência de cansaço, sonolência diurna e dificuldades cognitivas (foco, concentração, memória etc.) no dia a dia, além de estar associado a ocorrência de hipertensão, diabetes, obesidade e doenças cardiovasculares[51]. Além disso, distúrbios do sono possuem uma relação complexa com ansiedade, transtornos do humor (depressão e transtorno bipolar, entre outros), dor crônica e demências[51], podendo ocorrer tanto como manifestações clínicas dessas condições ao mesmo tempo em que atuam como fatores etiológicos e agravantes. Isto é, distúrbios do sono podem contribuir para o desenvolvimento e a piora de transtornos ansiosos e do humor, além de aumentarem o risco de demências se não forem adequadamente tratados[51]. Por tudo isso é preocupante que 65,5% dos adultos no Brasil percebam uma qualidade ruim de sono hoje[52].

Transtornos do sono – principalmente a insônia crônica (*vide* a seguir) – são fatores de risco bem estabelecidos para a ideação e os comportamentos suicidas, independentemente da comorbidade com transtornos mentais ou outras condições médicas[53-55]. Quanto pior a qualidade do sono, pior a impulsividade e maior o risco de comportamentos suicidas, e esses fenômenos são mais intensos em trabalhadores de turnos (plantonistas noturnos, por exemplo)[56]. Nesse sentido, é interessante notar que um estudo recente mostrou que consultar um especialista em sono reduz tentativas de suicídio em indivíduos com transtornos do sono[53].

A Classificação Internacional dos Transtornos de Sono (*International Classification of Sleep Disorders* – ICSD, 2014), em sua 3ª edição, reconhece hoje sete principais categorias de transtornos do sono, com diferentes transtornos específicos dentro de cada um desses grupos[57]: insônia crônica, transtornos do sono relacionados à respiração, transtornos do sono relacionados ao movimento, transtornos do ritmo circadiano sono-vigília, hipersonolência de origem central, parassonias e outros transtornos do sono. Enquanto o diagnóstico adequado desses transtornos depende de uma avaliação especializada, hábitos de vida saudáveis e alguns cuidados que serão discorridos a seguir ajudam a prevenir e tratar boa parte dos casos de insônia crônica, o transtorno do sono mais frequente no mundo e que impacta aproximadamente 10% da população[58].

A insônia crônica é definida como uma dificuldade frequente e persistente em iniciar ou manter o sono, ocorrendo apesar das oportunidades e circunstâncias adequadas para dormir e que resulta em insatisfação com o sono e prejuízos de funcionamento durante o dia. Os sintomas diurnos podem incluir fadiga, sonolência diurna, humor deprimido ou irritabilidade, mal-estar geral e dificuldades cognitivas, como déficit de atenção, concentração ou memória. A perturbação do sono e os sintomas diurnos associados ocorrem pelo menos várias vezes por semana ao longo de pelo menos 3 meses (Classificação Internacional de Doenças, 11ª edição – CID-11).

A insônia crônica e os transtornos mentais frequentemente coexistem, em uma relação bidirecional: aproximadamente 50% das pessoas com insônia crônica têm algum transtorno psiquiátrico, e a maioria dos pacientes com transtornos psiquiátricos apresenta insônia[59]. Condições como transtornos do humor (depressão e transtorno bipolar, entre outros), transtornos ansiosos (ansiedade generalizada, pânico etc.), transtorno de estresse pós-traumático, esquizofrenia e transtorno de uso de substâncias (álcool, nicotina, maconha, estimulantes etc.) estão frequentemente associados à insônia, e os fatores mediando essa associação são vários e complexos. As próprias manifestações clínicas desses transtornos impactam negativamente o sono, assim como a própria privação de sono tende a agravar os sintomas mentais e cognitivos ao longo do tempo, em um ciclo vicioso. A sobreposição de fatores de risco genéticos[60] e o fato de os próprios medicamentos psicotrópicos utilizados no tratamento dessas condições impactarem a arquitetura do sono[58] contribuem para a complexidade dessa associação.

No entanto, hoje hábitos não saudáveis de vida – ou seja, fatores modificáveis – como sedentarismo, rotina irregular, má alimentação e uso de substâncias, assim como a inflamação sistêmica crônica resultante desses, têm sido reconhecidos como fatores de risco de grande importância para o desenvolvimento tanto de insônia crônica como de transtornos ansiosos e do humor[24,31,61].

Conforme já discutido na seção sobre alimentação, a inflamação sistêmica e marcadores de estresse oxidativo aumentado foram consistentemente documentados em diferentes transtornos mentais graves[33], assim como a ocorrência de neuroinflamação na depressão e no comportamento suicida[34]. Os estados inflamatórios e os distúrbios de sono também se relacionam de forma recíproca e cíclica, na qual o sono alterado impacta negativamente a resposta ao estresse, a microbiota intestinal e à imunidade, enquanto fatores pró-inflamatórios (como interleucina-6 e gamainterferona) parecem impactar negativamente a arquitetura do sono[61,62]. Convergentemente, uma alimentação com maior potencial inflamatório parece se relacionar a uma pior qualidade de sono[29], ao mesmo tempo em que a aderência a um padrão nutricional mais próximo da dieta mediterrânea (*vide* tópico sobre alimentação) associa-se a melhor qualidade do sono[24].

Outro fator comumente relacionado à insônia é o uso de substâncias, tanto as recreativas (incluindo drogas de abuso) como medicamentos prescritos. Diversas substâncias podem impactar negativamente o sono, e a relação entre o uso desses agentes e o início ou a piora da insônia deve sempre ser considerada na avaliação de quadros de alteração do sono: cafeína e outros estimulantes (cocaína, *ecstasy* etc.), nicotina, álcool, maconha e drogas de abuso em geral; medicamentos psiquiátricos e neurológicos vários (antidepressivos, antipsicóticos, anticonvulsivantes, medicamentos para déficit de atenção, antiparkinsonianos etc.), inibidores de apetite, corticoides, antigripais, antialérgicos, descongestionantes nasais e anti-hipertensivos, entre outros[58].

Por fim, uma rotina irregular e outros hábitos como excesso de atividades intensas ou excitatórias próximo (dentro de 2 a 3 horas) ao horário de dormir, como trabalhar, estudar, navegar na internet e/ou redes sociais, consumir alimentos de mais difícil digestão (carne, por exemplo), bebidas estimulantes ou álcool, e mesmo exercitar-se de forma intensa podem impactar negativamente o sono e contribuir para a insônia. Nesse sentido e resumindo tudo o que foi discutido até o momento, alguns hábitos de vida são considerados inegociáveis para um sono saudável, incluindo uma rotina regular a maior parte dos dias, atividade física frequente, alimentação saudável, atenção com substâncias, cuidado com eletrônicos e excesso de exposição a "telas" (tv, *smartphone*, *tablets* e computadores)[58,63].

Com relação ao tratamento da insônia crônica, muitas pessoas ainda acreditam que o uso de medicamentos hipnóticos e reguladores do sono seja a melhor opção. Porém, essa é uma noção equivocada e que pode inclusive contribuir para a cronicidade da insônia e mesmo piora de comportamentos suicidas. Na verdade, o tratamento de primeira linha para a insônia crônica é a chamada "Terapia Cognitivo-Comportamental para Insônia (TCC-I)", e o uso de medicamentos com a finalidade de melhorar o sono deve ser considerado idealmente apenas quando a pessoa não responde de forma satisfatória à TCC-I ou se houver uma indicação particular em razão do diagnóstico de algum transtorno do sono específico (síndrome das pernas inquietas, por exemplo) ou comorbidade com transtornos neuropsiquiátricos[58]. A TCC-I pode também não estar disponível na rede de saúde de referência da pessoa, mas como serão vistos a seguir alguns de seus princípios podem ser adotados por qualquer pessoa.

Mas o que é a TCC-I afinal? A TCC-I é uma terapia focal, diretiva e estruturada, que combina diferentes técnicas como psicoeducação, intervenções comportamentais, práticas de relaxamento e estratégias cognitivas visando melhorar o início, a manutenção e a qualidade do sono. A TCC-I geralmente tem duração limitada, variando de 4 a 10 sessões, podendo ser aplicada individualmente ou em grupo. A TCC-I apresenta vantagens em relação ao tratamento farmacológico por seu baixo risco de efeitos colaterais e manutenção dos resultados no longo prazo[58], além de ter se mostrado eficaz também na melhora de diferentes transtornos mentais associados à insônia[64].

O diário de sono é uma ferramenta de avaliação fundamental para a TCC-I, que pode ser complementada com outros exames, como a polissonografia e a actigrafia, no caso de suspeita de outros transtornos do sono. As técnicas que compõem a TCC-I são[58]:

- Higiene do sono: educação sobre comportamentos e hábitos que influenciam (positiva ou negativamente) o sono, com foco na melhora dos hábitos de vida. Basicamente tudo o que foi discutido até aqui nesta seção e que pode ser implementado por qualquer pessoa independentemente de supervisão profissional.
- Controle de estímulos: fortalece a associação da cama com o sono, prevenindo o condicionamento inadequado da cama e ambiente onde se dorme com atividades não promotoras do sono, seja por estarem associadas à vigília ou por serem estimulantes. O mais importante nesse sentido é evitar realizar atividades excitatórias como trabalhar ou estudar, mesmo durante o dia, no ambiente onde se dorme, algo também desejável de ser praticado por qualquer pessoa buscando uma melhor qualidade de vida.
- Técnicas de relaxamento (exercícios de respiração e relaxamento muscular progressivo, por exemplo): ajudam a diminuir a excitabilidade cognitiva

(inquietude mental) e fisiológica e reduzir a tensão muscular, favorecendo o processo de início e manutenção do sono.

* Restrição de tempo de cama e de sono: busca restringir a quantidade de tempo na cama (nunca menos de 5 horas), visando diminuir a latência e a fragmentação do sono, além de aumentar a qualidade e a eficiência do sono. Essa é uma técnica comportamental mais complexa, baseada na análise do diário de sono do paciente das últimas 2 semanas, e que idealmente deve ser realizada sob supervisão de um profissional especializado. Alguns princípios fundamentais dessa intervenção são estabelecer um horário regular de despertar todos os dias, não ir para a cama até estar com sono (nunca "forçar" o sono) e não permanecer na cama se acordado.

* Técnicas cognitivas: visam a reestruturação de crenças disfuncionais e expectativas não realistas relacionadas ao sono e ao processo de dormir, que mantêm o ciclo vicioso da insônia. São crenças disfuncionais comumente associadas à insônia o medo de não dormir, acreditar só ser possível dormir com medicamentos e a chamada má percepção do sono. Nesta última, o paciente tem uma percepção negativamente distorcida da qualidade do sono, algo geralmente evidenciado por um exame de polissonografia.

Em indivíduos com insônia persistente e que se mostre resistente a melhora de hábitos de vida e ao tratamento com TCC-I, é fundamental a investigação, por profissional especializado, da ocorrência de transtornos mentais e de outros transtornos específicos do sono, como apneia obstrutiva do sono, transtorno do ritmo circadiano e síndrome das pernas inquietas, entre outros. Medicamentos com a finalidade de melhorar o sono podem ser indicados nesse sentido, mas é importante ter cautela já que diferentes fármacos para insônia foram associados a um maior risco de pensamentos e comportamentos suicidas, principalmente as "z-drugs" (zolpidem, zopiclona e eszopiclona), os benzodiazepínicos e a trazodona[65,66].

USO DE SUBSTÂNCIAS

Uso de substâncias psicoativas como nicotina (fumada ou vaporizada), álcool, maconha, cocaína e alucinógenos (LSD, DMT e mescalina, por exemplo) são fatores de risco consistentemente documentados para ideação, planejamento e tentativas de suicídio[26,67-69]. Dos casos de suicídio, 20% ocorrem sob intoxicação por alguma substância psicoativa[67].

Essas substâncias tendem a agravar as alterações comportamentais de indivíduos portadores de diferentes transtornos mentais (depressão, bipolaridade, esquizofrenia e outras psicoses, transtorno de personalidade borderline etc.), além de poderem alterar a consciência, diminuindo a percepção de risco, e aumentar os níveis de agressividade e impulsividade de qualquer pessoa. Por isso, é fundamental que pessoas experienciando transtornos do humor, sentimento de desesperança e pensamentos suicidas evitem ao máximo o uso dessas substâncias.

A dificuldade em controlar (cessar ou diminuir) o uso de determinada substância psicoativa a despeito dos problemas relacionados (profissionais, financeiros, nos relacionamentos, na saúde etc.) sugere a ocorrência de um transtorno por uso de substâncias. Muitas vezes a própria pessoa não percebe a dificuldade em controlar o uso, minimizando os prejuízos ou atribuindo esses prejuízos a outros fatores. No contexto do conceito de "comportamentos suicidas encobertos", discutidos no Capítulo 3, é interessante observar que pensamentos suicidas se relacionam a maior frequência de episódios de *overdose* em indivíduos em tratamento por transtornos por uso de substâncias[70].

O tratamento especializado é fundamental nessas situações e existem diferentes técnicas terapêuticas que podem ser empregadas com o objetivo de melhorar tanto a consciência do paciente sobre o problema como o uso da substância em si. Uma das técnicas mais estudadas para esse fim é a chamada entrevista motivacional, que tem como objetivo principal auxiliar o indivíduo nos processos de mudanças comportamentais pela resolução de ambivalências que o estejam impedindo de atingir suas metas. Para tanto, utiliza de uma abordagem empática – não confrontativa – e princípios cognitivos como entendimento dos problemas e das reações emocionais diante deles, ajudando a pessoa a perceber seus recursos e utilizá-los em estratégias para lidar com situações difíceis[71].

REGULAÇÃO EMOCIONAL E VIDA SOCIAL

Diferentes capacidades cognitivas e habilidades sociais são importantes para a autorregulação emocional, gerenciamento de estresse e efetividade nas relações sociais. Uma capacidade fundamental nesse sentido é a chamada mentalização, que se refere à função cognitiva complexa de inferir estados mentais – crenças, desejos, intenções, sentimentos etc. – em si mesmo e nos outros, sendo intrinsecamente relacionada às capacidades de autorreflexão (refletir sobre os próprios pensamentos e processos mentais) e empatia ("colocar-se no lugar do outro"). A capacidade de mentalizar se desenvolve na primeira infância e alterações em seu desenvolvimento normal – por diferentes razões – resultam em formas graves de psicopatologia ao longo da vida, como o transtorno de personalidade *borderline*. Indivíduos com um prejuízo na capacidade de mentalização apresentam dificuldade de formar representações do estado mental de outras pessoas e de usar essas representações para compreender, predizer e contextualizar declarações e comportamentos, processos fundamentais para responder de forma recíproca

9 Estilo de vida e suicídio   123

e adequada nos relacionamentos interpessoais[72,73]. Pessoas com prejuízo de mentalização acabam enfrentando dificuldades nos relacionamentos sociais, já que não conseguem "enxergar" o outro de forma realista e acabam criando expectativas distorcidas que em algum momento serão frustradas. Por tudo isso, é compreensível que prejuízos na capacidade de mentalização também estejam associados a comportamentos suicidas[74,75].

O desenvolvimento da capacidade de mentalização e de estratégias de autorregulação emocional é, em última instância, uma consequência natural de qualquer tratamento psicoterapêutico bem implementado e eficaz. O Capítulo 10 traz com maiores detalhes as intervenções terapêuticas mais estudadas para a abordagem do comportamento suicida, entre as quais a terapia comportamental dialética (*dialectical behavior therapy*, DBT), originalmente criada para o tratamento do transtorno de personalidade *borderline*. A DBT é uma abordagem psicoterapêutica abrangente e que combina diferentes referenciais teóricos e técnicas visando o desenvolvimento de algumas habilidades centrais: *mindfulness*, tolerância ao mal-estar, efetividade interpessoal e regulação emocional.

O *mindfulness*, também conhecido como atenção plena, vem sendo incorporado em diferentes abordagens terapêuticas, como a DBT e a terapia cognitiva baseada em *mindfulness*, entre outras. Focado no presente, o *mindfulness* ajuda o indivíduo a desenvolver a capacidade reflexiva e de auto-observação, observando e descrevendo com maior precisão os eventos internos – incluindo sentimentos e estados emocionais – e externos, sem julgamento ou distorções. Isso pode incluir a identificação e a abordagem de cognições negativas, que podem exacerbar e reforçar estressores externos. Terapias baseadas em *mindfulness* e técnicas de controle do estresse e relaxamento, como exercícios de respiração e relaxamento muscular progressivo, podem ser utilizados para reduzir os sintomas ansiosos e depressivos em pessoas com transtornos do humor[2]. Um exemplo de uma técnica simples de respiração que pode ser utilizado em momento de crise de ansiedade é a chamada respiração em caixa: inspire por 4 segundos, segure por 4 segundos e expire por 4 segundos, repetindo esse ciclo algumas vezes até se sentir mais calmo.

Outro aspecto de estilo de vida que vem ganhando a atenção por estudos científicos nos últimos anos é a exposição a espaços verdes e contato com a natureza. Mesmo pequenos níveis de exposição a espaços verdes podem trazer benefícios para a ansiedade e para o humor, sendo importante de ser incluído no planejamento de novas rotinas. Sempre que possível também, é interessante agregar componentes sociais à exposição de espaços verdes, como o envolvimento com amigos e/ou familiares[2].

Uma vida social ativa e poder contar com uma rede de suporte social são importantes para a sensação de estar emocionalmente pleno. Aqui é importante notar que a solidão não é um construto medido apenas objetivamente (por exemplo, número de amigos), mas pode ser compreendida também como uma resposta psicológica negativa a uma discrepância entre as relações sociais que alguém deseja (expectativas) e as relações que realmente tem (objetivas e reais)[2]. A relação entre solidão e depressão também é bidirecional, já que a depressão muitas vezes potencializa o sentimento de solidão e leva ao isolamento social, ao mesmo tempo em que o sentimento de solidão, as dificuldades de relacionamentos e a ausência de suporte social relacionam-se a maior risco de depressão e comportamentos suicidas, além de má resposta ao tratamento e abandono precoce deste. Indivíduos experienciando solidão severa são 17 vezes mais propensos a apresentarem uma tentativa de suicídio nos últimos 12 meses[2]. O sentimento de solidão e o isolamento social também podem estar relacionados às manifestações de outros transtornos mentais, como transtorno de ansiedade social, esquizofrenia e outras psicoses. Por sua vez, a participação em grupos sociais pode proteger contra o desenvolvimento de depressão maior e comportamentos suicidas, aliviar sintomas ansiosos e depressivos, além de e prevenir pioras futuras desses quadros[2,67].

A diretriz sobre cuidados de saúde mental baseados em estilo de vida para a depressão maior desenvolvida pela WFSBP e ASLM fornece os seguintes conselhos clínicos e dicas para lidar com a solidão e com o apoio social (adaptado de Marx et al.[2]):

- Explorar opções de plataformas digitais para gerar conexões sociais, ampliar a rede de suporte e organizar atividades sociais presenciais.
- Buscar apoio psicoterapêutico visando resgatar relacionamentos sociais benéficos "adormecidos" e estabelecer novas conexões sociais por meio de valores e interesses compartilhados.
- Avaliar a existência de crenças negativas relacionadas ao contato social, que também devem ser abordadas terapeuticamente.
- Considerar a possibilidade de uso excessivo ou problemático de redes sociais, principalmente entre os jovens.
- Algumas populações como idosos, minorias étnicas e pessoas vivenciando eventos importantes da vida (aposentadoria, perda de emprego etc.) estão mais expostas à solidão e merecem particular atenção nesse sentido.
- As intervenções visando ampliar conexões sociais devem ser personalizadas de acordo com as circunstâncias e preferências individuais (religião e espiritualidade, por exemplo) e podem incluir outros aspectos do estilo de vida, como prática esportiva e passeios na natureza.

REFERÊNCIAS

1. Egger G. Lifestyle medicine: The 'why', 'what' and 'how' of a developing discipline. Aust J Gen Pract. 2019;48(10):665-8.
2. Marx W, Manger SH, Blencowe M, Murray G, Ho FY, Lawn S, et al. Clinical guidelines for the use of lifestyle-based mental health care in major depressive disorder: World Federation of Societies for Biological Psychiatry (WFSBP) and Australasian Society of Lifestyle Medicine (ASLM) taskforce. World J Biol Psychiatry. 2023;24(5):333-86.
3. Schuch FB, Vancampfort D. Physical activity, exercise, and mental disorders: it is time to move on. Trends Psychiatry Psychother. 2021;43(3):177-84.
4. Clauss M, Gérard P, Mosca A, Leclerc M. Interplay between exercise and gut microbiome in the context of human health and performance. Front Nutr. 2021;8:637010.
5. Nowacka-Chmielewska M, Grabowska K, Grabowski M, Meybohm P, Burek M, Małecki A. Running from stress: neurobiological mechanisms of exercise-induced stress resilience. Int J Mol Sci. 2022;23(21):13348.
6. Burtscher J, Millet GP, Place N, Kayser B, Zanou N. The muscle-brain axis and neurodegenerative diseases: the key role of mitochondria in exercise-induced neuroprotection. Int J Mol Sci. 2021;22(12):6479.
7. Ashdown-Franks G, Firth J, Carney R, Carvalho AF, Hallgren M, Koyanagi A, et al. Exercise as medicine for mental and substance use disorders: a meta-review of the benefits for neuropsychiatric and cognitive outcomes. Sports Med. 2020;50(1):151-70.
8. Singh B, Olds T, Curtis R, Dumuid D, Virgara R, Watson A, et al. Effectiveness of physical activity interventions for improving depression, anxiety and distress: an overview of systematic reviews. Br J Sports Med. 2023:bjsports-2022-106195.
9. Pearce M, Garcia L, Abbas A, et al. Association between physical activity and risk of depression: a systematic review and meta-analysis. JAMA Psychiatry. 2022;79(6):550-9.
10. Miller KJ, Gonçalves-Bradley DC, Areerob P, Hennessy D, Mesagno C, Grace F. Comparative effectiveness of three exercise types to treat clinical depression in older adults: a systematic review and network meta-analysis of randomized controlled trials. Ageing Res Rev. 2020;58:100999.
11. Korman N, Armour M, Chapman J, Rosenbaum S, Kisely S, Suetani S, et al. High intensity interval training (HIIT) for people with severe mental illness: a systematic review & meta--analysis of intervention studies considering diverse approaches for mental and physical recovery. Psychiatry Res. 2020;284:112601.
12. Brinsley J, Schuch F, Lederman O, Girard D, Smout M, Immink MA, et al. Effects of yoga on depressive symptoms in people with mental disorders: a systematic review and meta-analysis. Br J Sports Med. 2021;55(17):992-1000.
13. Guo Z, Li R, Lu S. Leisure-time physical activity and risk of depression: a dose-response meta-analysis of prospective cohort studies. Medicine (Baltimore). 2022;101(30):e29917.
14. Lopes MVV, Matias TS, da Costa BGG, Schuch FB, Chaput JP, Samara Silva K. The relationship between physical activity and depressive symptoms is domain-specific, age-dependent, and non-linear: an analysis of the Brazilian national health survey. J Psychiatr Res. 2023;159:205-12.
15. Fabiano N, Gupta A, Fiedorowicz JG, Firth J, Stubbs B, Vancampfort D, et al. The effect of exercise on suicidal ideation and behaviors: a systematic review and meta-analysis of randomized controlled trials. J Affect Disord. 2023;330:355-66.
16. Khazaie H, Najafi F, Chehri A, Rahimi-Movaghar A, Amin-Esmaeili M, Moradinazar M, et al. Physical activity patterns, circadian rhythms, and aggressive and suicidal behavior among a larger sample of the general population aged 15 to 34 years. J Clin Med. 2023;12(8):2821.

17. Kennedy DO. B vitamins and the brain: mechanisms, dose and efficacy – a review. Nutrients. 2016;8(2):68.
18. Pan LA, Martin P, Zimmer T, Segreti AM, Kassiff S, McKain BW, et al. Neurometabolic disorders: potentially treatable abnormalities in patients with treatment-refractory depression and suicidal behavior. Am J Psychiatry. 2017;174(1):42-50.
19. Sowa-Kućma M, Szewczyk B, Sadlik K, Piekoszewski W, Trela F, Opoka W, et al. Zinc, magnesium and NMDA receptor alterations in the hippocampus of suicide victims. J Affect Disord. 2013;151(3):924-31.
20. Sheehan DV, Giddens JM. Suicidality: a roadmap for assessment and treatment. Tampa: Harm Research; 2015.
21. Lassale C, Batty GD, Baghdadli A, Jacka F, Sánchez-Villegas A, Kivimäki M, et al. Healthy dietary indices and risk of depressive outcomes: a systematic review and meta-analysis of observational studies. Mol Psychiatry. 2019;24(7):965-86.
22. Firth J, Marx W, Dash S, Carney R, Teasdale SB, Solmi M, et al. The effects of dietary improvement on symptoms of depression and anxiety: a meta-analysis of randomized controlled trials. Psychosom Med. 2019;81(3):265-80.
23. Dhana K, Evans DA, Rajan KB, Bennett DA, Morris MC. Healthy lifestyle and the risk of Alzheimer dementia: findings from 2 longitudinal studies. Neurology. 2020;95(4):e374-e383.
24. Scoditti E, Tumolo MR, Garbarino S. Mediterranean diet on sleep: a health alliance. Nutrients. 2022;14(14):2998.
25. Xu Y, Zeng L, Zou K, Shan S, Wang X, Xiong J, et al. Role of dietary factors in the prevention and treatment for depression: an umbrella review of meta-analyses of prospective studies. Transl Psychiatry. 2021;11(1):478.
26. Kim H, Ryu S, Jeon HJ, Roh S. Lifestyle factors and suicide risk: a nationwide population-based study. J Affect Disord. 2023;328:215-21.
27. Monteiro CA, Cannon G, Moubarac JC, Levy RB, Louzada MLC, Jaime PC. The UN Decade of Nutrition, the NOVA food classification and the trouble with ultra-processing. Public Health Nutr. 2018;21(1):5-17.
28. Lane MM, Lotfaliany M, Forbes M, Loughman A, Rocks T, O'Neil A, et al. Higher ultra-processed food consumption is associated with greater high-sensitivity c-reactive protein concentration in adults: cross-sectional results from the melbourne collaborative cohort study. Nutrients. 2022;14(16):3309.
29. Godos J, Bonaccio M, Al-Qahtani WH, Marx W, Lane MM, Leggio GM, et al. Ultra-processed food consumption and depressive symptoms in a mediterranean cohort. Nutrients. 2023;15(3):504.
30. Arshad H, Head J, Jacka FN, Lane MM, Kivimaki M, Akbaraly T. Association between ultra-processed foods and recurrence of depressive symptoms: the Whitehall II cohort study. Nutr Neurosci. 2023:1-13.
31. Furman D, Campisi J, Verdin E, Carrera-Bastos P, Targ S, Franceschi C, et al. Chronic inflammation in the etiology of disease across the life span. Nat Med. 2019;25(12):1822-32.
32. Osimo EF, Baxter LJ, Lewis G, Jones PB, Khandaker GM. Prevalence of low-grade inflammation in depression: a systematic review and meta-analysis of CRP levels. Psychol Med. 2019;49(12):1958-70.
33. Jorgensen A, Baago IB, Rygner Z, Jorgensen MB, Andersen PK, Kessing LV, et al. Association of oxidative stress-induced nucleic acid damage with psychiatric disorders in adults: a systematic review and meta-analysis. JAMA Psychiatry. 2022;79(9):920-31.
34. Holmes SE, Hinz R, Conen S, Gregory CJ, Matthews JC, Anton-Rodriguez JM, et al. Elevated translocator protein in anterior cingulate in major depression and a role for in-

flammation in suicidal thinking: a positron emission tomography study. Biol Psychiatry. 2018;83(1):61-9.

35. Goldstein BI, Carnethon MR, Matthews KA, McIntyre RS, Miller GE, Raghuveer G,; American Heart Association Atherosclerosis; Hypertension and Obesity in Youth Committee of the Council on Cardiovascular Disease in the Young. Major depressive disorder and bipolar disorder predispose youth to accelerated atherosclerosis and early cardiovascular disease: a scientific statement from the American Heart Association. Circulation. 2015;132(10):965-86.

36. Penninx BW. Depression and cardiovascular disease: epidemiological evidence on their linking mechanisms. Neurosci Biobehav Rev. 2017;74(Pt B):277-86.

37. Li QS, Shabalin AA, DiBlasi E, Gopal S, Canuso CM; FinnGen, International Suicide Genetics Consortium; Palotie A, Drevets WC, Docherty AR, Coon H. Genome-wide association study meta-analysis of suicide death and suicidal behavior. Mol Psychiatry. 2023;28(2):891-900.

38. Chen MH, Li CT, Tsai CF, Lin WC, Chang WH, Chen TJ, et al. Risk of subsequent dementia among patients with bipolar disorder or major depression: a nationwide longitudinal study in Taiwan. J Am Med Dir Assoc. 2015;16(6):504-8.

39. Lee ATC, Fung AWT, Richards M, Chan WC, Chiu HFK, Lee RSY, et al. Risk of incident dementia varies with different onset and courses of depression. J Affect Disord. 2021;282:915-20.

40. Oh DJ, Han JW, Bae JB, Kim TH, Kwak KP, Kim BJ, et al. Chronic subsyndromal depression and risk of dementia in older adults. Aust N Z J Psychiatry. 2021;55(8):809-16.

41. Elser H, Horváth-Puhó E, Gradus JL, Smith ML, Lash TL, Glymour MM, et al. Association of early-, middle-, and late-life depression with incident dementia in a danish cohort. JAMA Neurol. 2023:e232309.

42. Chang WH, Su CC, Chen KC, Hsiao YY, Chen PS, Yang YK. Which severe mental illnesses most increase the risk of developing dementia? Comparing the risk of dementia in patients with schizophrenia, major depressive disorder and bipolar disorder. Clin Psychopharmacol Neurosci. 2023;21(3):478-87.

43. Horn J, Mayer DE, Chen S, Mayer EA. Role of diet and its effects on the gut microbiome in the pathophysiology of mental disorders. Transl Psychiatry. 2022;12(1):164.

44. Fung TC. The microbiota-immune axis as a central mediator of gut-brain communication. Neurobiol Dis. 2020;136:104714.

45. Dong TS, Gee GC, Beltran-Sanchez H, Wang M, Osadchiy V, Kilpatrick LA, et al. How discrimination gets under the skin: biological determinants of discrimination associated with dysregulation of the brain-gut microbiome system and psychological symptoms. Biol Psychiatry. 2023;94(3):203-14.

46. Dalile B, Van Oudenhove L, Vervliet B, Verbeke K. The role of short-chain fatty acids in microbiota-gut-brain communication. Nat Rev Gastroenterol Hepatol. 2019;16(8):461-78.

47. Rinninella E, Cintoni M, Raoul P, Lopetuso LR, Scaldaferri F, Pulcini G, et al. Food components and dietary habits: keys for a healthy gut microbiota composition. Nutrients. 2019;11(10):2393.

48. Wang J, Um P, Dickerman BA, Liu J. Zinc, magnesium, selenium and depression: a review of the evidence, potential mechanisms and implications. Nutrients. 2018;10(5):584.

49. Teasdale SB, Ward PB, Samaras K, Firth J, Stubbs B, Tripodi E, Burrows TL. Dietary intake of people with severe mental illness: systematic review and meta-analysis. Br J Psychiatry. 2019;214(5):251-9.

50. Esposito CM, Ceresa A, Buoli M. The association between personality traits and dietary choices: a systematic review. Adv Nutr. 2021;12(4):1149-59.

51. Medic G, Wille M, Hemels ME. Short- and long-term health consequences of sleep disruption. Nat Sci Sleep. 2017;9:151-61.

52. Drager LF, Pachito DV, Morihisa R, Carvalho P, Lobao A, Poyares D. Sleep quality in the Brazilian general population: a cross-sectional study. Sleep Epidemiology. 2022(2):100020.
53. Bishop TM, Walsh PG, Ashrafioun L, Lavigne JE, Pigeon WR. Sleep, suicide behaviors, and the protective role of sleep medicine. Sleep Med. 2020;66:264-70.
54. Liu RT, Steele SJ, Hamilton JL, Do QBP, Furbish K, Burke TA, et al. Sleep and suicide: a systematic review and meta-analysis of longitudinal studies. Clin Psychol Rev. 2020;81:101895.
55. Cox RC, Brown SL, Chalmers BN, Scott LN. Examining sleep disturbance components as near-term predictors of suicide ideation in daily life. Psychiatry Res. 2023;326:115323.
56. Seo J, Lee S, Lee J, Jeon S, Hwang Y, Kim J, et al. Effects of sleep and impulsivity on suicidality in shift and non-shift workers. J Affect Disord. 2023;338:554-60.
57. Sateia MJ. International classification of sleep disorders – third edition: highlights and modifications. Chest. 2014;146(5):1387-94.
58. Bacelar A, Pinto Jr LR. Insônia: do diagnóstico ao tratamento. São Caetano do Sul: Difusão, São Paulo: Associação Brasileira do Livro; 2019.
59. Alvaro PK, Roberts RM, Harris JK. A systematic review assessing bidirectionality between sleep disturbances, anxiety, and depression. Sleep. 2013;36(7):1059-68.
60. Li C, Birmaher B, Rooks B, Gill MK, Hower H, Axelson DA, et al. High prevalence of metabolic syndrome among adolescents and young adults with bipolar disorder. J Clin Psychiatry. 2019;80(4):18m12422.
61. Irwin MR. Sleep and inflammation: partners in sickness and in health. Nat Rev Immunol. 2019;19(11):702-15.
62. Matenchuk BA, Mandhane PJ, Kozyrskyj AL. Sleep, circadian rhythm, and gut microbiota. Sleep Med Rev. 2020;53:101340.
63. Haupt S, Eckstein ML, Wolf A, Zimmer RT, Wachsmuth NB, Moser O. Eat, train, sleep-retreat? Hormonal interactions of intermittent fasting, exercise and circadian rhythm. Biomolecules. 2021;11(4):516.
64. Hertenstein E, Trinca E, Wunderlin M, Schneider CL, Züst MA, Fehér KD, et al. Cognitive behavioral therapy for insomnia in patients with mental disorders and comorbid insomnia: a systematic review and meta-analysis. Sleep Med Rev. 2022;62:101597.
65. Sun Y, Lin CC, Lu CJ, Hsu CY, Kao CH. Association between zolpidem and suicide: a nationwide population-based case-control study. Mayo Clin Proc. 2016;91(3):308-15.
66. Tubbs AS, Fernandez FX, Ghani SB, Karp JF, Patel SI, Parthasarathy S, et al. Prescription medications for insomnia are associated with suicidal thoughts and behaviors in two nationally representative samples. J Clin Sleep Med. 2021;17(5):1025-30.
67. Weber AN, Michail M, Thompson A, Fiedorowicz JG. Psychiatric emergencies: assessing and managing suicidal ideation. Med Clin North Am. 2017;101(3):553-71.
68. Abdalla RR, Miguel AC, Brietzke E, Caetano R, Laranjeira R, Madruga CS. Suicidal behavior among substance users: data from the Second Brazilian National Alcohol and Drug Survey (II BNADS). Braz J Psychiatry. 2019;41(5):437-40.
69. Desai S, Jain V, Xavier S, Du W. Hopelessness, suicidality, and co-occurring substance use among adolescent hallucinogen users-a national survey study. Children (Basel). 2022;9(12):1906.
70. Horigian VE, Schmidt RD, Shmueli-Blumberg D, Hefner K, Feinberg J, Kondapaka R, et al. Suicidality as a predictor of overdose among patients with substance use disorders. J Clin Med. 2022;11(21):6400.
71. DiClemente CC, Corno CM, Graydon MM, Wiprovnick AE, Knoblach DJ. Motivational interviewing, enhancement, and brief interventions over the last decade: A review of reviews of efficacy and effectiveness. Psychol Addict Behav. 2017;31(8):862-87.

72. Choi-Kain LW, Gunderson JG. Mentalization: ontogeny, assessment, and application in the treatment of borderline personality disorder. Am J Psychiatry. 2008;165(9):1127-35.
73. Seyfarth RM, Cheney DL. Affiliation, empathy, and the origins of theory of mind. Proc Natl Acad Sci USA. 2013;110(Suppl 2):10349-56.
74. Senna S, Schwab B, Melo HM, Diaz AP, Schwarzbold ML. Social cognition and suicide--related behaviors in depression: a cross-sectional, exploratory study. Braz J Psychiatry. 2022;44(6):639-43.
75. Levi-Belz Y, Lev-Ari L. Thinking for healing: the role of mentalization deficits as moderator in the link between complicated grief and suicide ideation among suicide-loss survivors. Death Stud. 2023;47(3):360-9.
76. American Academy of Sleep Medicine. International Classification of Sleep Disorders. 3.ed. Darien: American Academy of Sleep Medicine; 2014.

10

Espiritualidade, sentido da vida e razões para viver

VINHETA CLÍNICA

Joana é uma mulher de 35 anos que recentemente passou por um divórcio doloroso. Ela chegou ao consultório de psicologia com sintomas de depressão, ansiedade e ideação suicida. Sentia-se sobrecarregada, desamparada e sem perspectivas para o futuro. Durante a avaliação inicial, a terapeuta percebeu que Joana havia sido criada em um ambiente religioso, mas não praticava ativamente há alguns anos. Intrigada com a possível influência da religiosidade na vida de Joana, a terapeuta iniciou uma conversa aberta sobre espiritualidade.

Ao longo das sessões, Joana começou a compartilhar sua história e as experiências espirituais que teve durante a infância e a adolescência. Mencionou que no passado encontrava conforto e esperança em sua fé, mas gradualmente se afastou dela devido pelas experiências recentes. Inspirada pela história de Joana, a terapeuta incentivou-a a explorar novamente sua fé e a considerar a participação em atividades religiosas, já que Joana referiu que essas atividades eram fontes de prazer no passado. Joana estava hesitante no início, mas acabou aceitando o desafio.

Com o tempo, Joana começou a frequentar uma igreja próxima e a se envolver em atividades comunitárias. Ela conheceu pessoas que compartilhavam de seus valores e encontrou apoio emocional e espiritual na comunidade religiosa. Além disso, Joana começou a reservar um tempo diário para a oração e a reflexão, o que lhe proporcionava uma sensação de paz e tranquilidade.

> Conforme as semanas passavam, a ideação suicida de Joana diminuiu significativamente. Ela se sentia menos isolada e encontrava esperança e propósito em sua fé renovada. A terapia, juntamente com sua prática religiosa, ajudou Joana a desenvolver estratégias de enfrentamento saudáveis e a reconstruir a vida com uma mentalidade mais positiva.

SENTIDO DA VIDA E RAZÕES PARA VIVER

> "Ser ou não ser – eis a questão. Será mais nobre sofrer
> na alma pedradas e flechadas do destino feroz ou pegar
> em armas contra o mar de angústia – E combatendo-o,
> dar-lhe fim? Morrer, dormir; só isso. E com o sono – dizem
> – extinguir dores do coração e as mil mazelas naturais a
> que a carne é sujeita; eis uma consumação ardentemente
> desejável. Morrer – dormir – dormir. Talvez sonhar."
>
> **Shakespeare, Hamlet**

A pergunta sobre qual seria o sentido da vida, acoplada do questionamento se vale ou não continuar vivendo, perpassa não só o campo da literatura, como o trecho anterior ilustra, da filosofia, da espiritualidade, mas também o da psicologia e essa abrangência não acomete somente aqueles que apresentam ideação suicida, como foi o caso de Joana, mas também de tantas pessoas que indagam quais seriam as razões para viver.

De acordo om Marsha Linehan, razões para viver podem ser definidas como crenças sobre a vida e expectativas para o futuro, fundamentais para manter as pessoas vivas, mesmo quando elas vivenciam experiências dolorosas e de profundo estresse[1]. Aos autores fica a impressão de que compreender o motivo pelo qual algumas pessoas, diante de adversidades, tendem a agarrar-se com mais afinco à vida e outras parecem produzir um sofrimento emocional tão intenso que impensável de ser tolerado, impelindo a pessoa para longe da vida, é um aspecto importante. Assim entende-se a relevância de se abordar a temática neste livro, já que a dor psíquica, a desesperança e a sensação de aprisionamento parecem variáveis importantes quando se analisa a suicidalidade.

Diversos pesquisadores passaram a entender a relevância de compreender a dinâmica das razões para viver, que podem incluir percepção da responsabilidade com relação a entes queridos, o medo da morte ou mesmo crenças religiosas ou espirituais, as quais se escolhe abordar profundamente neste capítulo[2]. Um estudo de fatores psicológicos positivos e ideação suicida descobriu que as razões para

10 Espiritualidade, sentido da vida e razões para viver   133

viver apresentavam forte correlação negativa com ideações suicidas[3]. Em outras palavras, esses pesquisadores entenderam que quanto mais fortes as convicções das razões para viver, menos frequentes e intensas eram as ideações suicidas.

Diversos estudos apoiam essa hipótese de que tanto as razões para viver como o sentido da vida protegem as pessoas da ideia de aprisionamento em uma condição da qual elas não gostam e desejariam escapar[4] e consequentemente da ideação suicida[5]. Nesse sentido, as terapias cognitivo-comportamentais, abordadas em mais profundidade no capítulo de psicoterapias, adaptaram-se no sentido de dar maior ênfase à promoção de bem-estar, na aceitação de experiências emocionais e no cultivo de habilidades para construir uma vida mais significativa. Algumas estratégias terapêuticas nesse sentido incluem, por exemplo, aceitação e *mindfulness*, em que se espera elaborar um enfrentamento mais construtivo das emoções, já que conceber uma vida significativa também envolve, em diversas circunstâncias, tolerar mal-estar. Por isso, uma das funções do psicoterapeuta que trabalha com essas demandas pode envolver a exploração de emoções tidas como negativa, mas que são intrínsecas a nossa humanidade.

Além disso, estimula-se que se desenvolva em terapia, e fora dela, um trabalho orientado não apenas para objetivos, mas também para valores de vida, em que se espera identificar e perseguir metas significativas, fundamentadas em valores pessoais, visto que se entende a relevância de nutrir esse senso de propósito e direção, um processo que pode ser mais motivador e eficaz do que apenas focar em eliminar pensamentos negativos, emoções rotuladas como negativas e comportamentos disfuncionais. Essa direção da pesquisa e da clínica em psicologia não ressalta apenas a importância da avaliação do significado da vida e das razões para viver, mas também apoia a utilidade da terapia de aceitação e compromisso que promove explicitamente atividades orientadas por valores[6].

Exercício

Agora vamos tirar alguns instantes para refletir sobre quais são os valores inegociáveis em nossas vidas, quais são as pessoas, os objetivos e as ideias que nos movem? Anote em uma folha de papel e, uma vez feita essa avaliação, cuidarmos para inserir atividades não só prazerosas, em curto prazo, mas também alinhadas à vida que vale a pena ser vivida para nós.

A seguir são compiladas duas fichas de habilidades elaboradas por Marsha Linehan, que se concentram em maneiras práticas de contribuir com a construção de uma vida que valha a pena ser vivida.

> ## Acumulando emoções positivas: curto prazo
> Acumule emoções positivas em curto prazo fazendo essas coisas
>
> ### Construa experiências positivas agora
> - Aumente eventos agradáveis que levem a emoções positivas
> - Faça todos os dias uma coisa da lista de atividades prazerosas
> - Pratique ação oposta: evite evitar
> - Esteja plenamente atento a eventos agradáveis (sem múltiplas tarefas)
>
> ### Esteja plenamente atento a experiências positivas
> - Foque sua atenção em momentos positivos quando estiverem acontecendo
> - Sem múltiplas tarefas
> - Refocalize sua atenção quando sua mente vagueia para o negativo
> - Participe e envolva-se plenamente em cada experiência
>
> ### Esteja plenamente atento a preocupações
> Como...
> - Quando a experiência positiva terminará
> - Se você merece essa experiência positiva
> - Quão maiores podem ser as expectativas em relação a você agora

FIGURA 1 Ficha de habilidades para acumular emoções positivas em curto prazo e construir uma vida que valha a pena ser vivida.

Fonte: Linehan, 2017[7].

O QUE É RELIGIOSIDADE E ESPIRITUALIDADE E O QUE TEM A VER COM A BUSCA DE SENTIDO?

Caso se pergunte a cada leitor sobre o significado de espiritualidade e religiosidade, certamente haveria uma variedade de respostas tão ampla quanto o número de pessoas que responderam à questão[8]. Essa diversidade é natural, pois esses conceitos estão profundamente entrelaçados com a história de vida, cultura, valores e filosofia individual (religiosa ou não) de cada pessoa. No entanto, na ciência, é necessário estabelecer uma linguagem comum que permita a comparação e a análise de estudos, com o objetivo de construir evidências sólidas que impactem diversos setores da sociedade[9].

Uma das principais referências mundiais no campo da saúde e da espiritualidade, o Prof. Harold Koenig, da Universidade de Duke, nos Estados Unidos,

Acumulando emoções positivas: longo prazo
Acumule emoções positivas em longo prazo para construir
uma "vida que vale a pena ser vivida"

Ou seja, faça mudanças em sua vida para que atividades prazerosas ocorram no futuro

Passo 1. Evite evitar
Comece agora a fazer o que é necessário para construir a vida que você quer. Se não tem certeza sobre o que fazer, siga os passos a seguir

Passo 2. Identifique valores que são importantes para você
Pergunte: quais valores são realmente importantes para mim em minha vida?
Exemplos: ser produtivo, fazer parte de um grupo, tratar bem os outros e estar em boa forma física

Passo 3. Identifique um valor a aperfeiçoar agora
Pergunte: o que é realmente importante, neste exato momento, melhorar em minha vida?
Exemplo: ser produtivo

Passo 4. Identifique algumas metas relacionadas a esse valor
Pergunte: quais metas específicas em que posso trabalhar farão esse valor ser parte de minha vida?
Exemplos: conseguir um emprego em que eu possa fazer algo útil
Ser mais ativo no acompanhamento de tarefas importantes em casa
Encontrar um trabalho voluntário em que eu empregue as habilidades que já tenho

Passo 5. Escolha uma meta para melhorar
Levante prós e contras, se necessário, para selecionar uma meta para trabalhar
Exemplo: obter um emprego no qual eu possa fazer algo útil

Passo 6. Identifique pequenos passos práticos em direção à sua meta
Pergunte: quais pequenos passos posso dar para alcançar minha meta?
Exemplos: visitar lugares e procurar vagas de emprego na internet na minha área
Candidatar-se para empregos em lugares nos quais quero trabalhar
Elaborar um *curriculum vitae*
Verificar os benefícios em lugares nos quais gostaria de trabalhar

Passo 7. Dê o primeiro passo agora
Exemplo: entrar na internet e verificar os empregos oferecidos em minha área

FIGURA 2 Ficha de habilidades para acumular emoções positivas em longo prazo e construir uma vida que valha a pena ser vivida.
Fonte: Linehan, 2017.

define religião como um sistema organizado de crenças, práticas, rituais e símbolos designados para facilitar o acesso ao sagrado e/ou ao transcendente (Deus, força maior, verdade suprema etc.)[10]. Essa definição está alinhada com a visão dos sociólogos Émile Durkheim e Darren Sherkat, que veem religião como "grupos sociais que produzem e mantêm explicações sobre o sentido e o propósito da vida e diversas explicações sobre valores humanos. Essas explicações vão além do mundo natural, invocando algum tipo de crença sobrenatural"[11]. Outro conceito intimamente ligado ao de religião é o de religiosidade, que pode ser definido como o grau em que um indivíduo acredita, segue e pratica determinada religião[9]. Alguns pesquisadores dividem esse conceito em religiosidade organizacional ou não organizacional e religiosidade intrínseca e extrínseca[9].

A religiosidade organizacional (RO) está relacionada à frequência com que alguém frequenta templos, igrejas ou encontros religiosos; já a religiosidade não organizacional (RNO) envolve práticas religiosas privadas, como oração, meditação religiosa, leitura de livros religiosos etc. Ambas RO e RNO estão associadas à religiosidade extrínseca (RE), quando são praticadas mecanicamente, sem uma perspectiva interna de autotranscendência. Já a religiosidade intrínseca (IR) está relacionada ao fato de a religião orientar todos os aspectos da vida, como viver valores religiosos e sentir uma conexão superior, entre outros. Nesse caso, a religião ocupa um lugar central nas principais escolhas do indivíduo, sem que haja, a princípio, um interesse por ganho material secundário.

Por sua vez, a espiritualidade também pode ser vista sob duas perspectivas distintas. Em uma visão mais ampla, seguindo a definição de Puchalski et al.[12,13], a espiritualidade é entendida como "um aspecto dinâmico e intrínseco da humanidade através do qual o indivíduo busca sentido final, propósito, transcendência e experiências nas relações consigo mesmo, com a família, com os outros, com a comunidade, sociedade, natureza e o significado ou sagrado, sendo expressa por meio de crenças, valores, tradições e práticas". Em uma perspectiva mais restrita (ou religiosa), seguindo a definição de Koenig et al.[10], a espiritualidade é enfatizada como "algo que se distingue de todas as outras coisas – humanismo, valores, moral e saúde mental – por sua conexão com o que é sagrado, o transcendente. O transcendente está além do eu, bem como dentro do ego. Nas tradições ocidentais, é chamado Deus, Alá, HaShem ou um Poder Superior, e nas tradições orientais pode ser chamado Brahman, manifestações de Brahman, Buda, Tao ou verdade/realidade suprema. A espiritualidade está intimamente ligada ao sobrenatural, ao místico e à religião organizada, embora também se estenda além dela"[10].

Essas duas perspectivas não se anulam, pelo contrário, se complementam e, talvez, possa-se vê-las como face da mesma moeda de algo que as une: a transcendência; seja a transcendência horizontal: a ligação com o sagrado objetivo, ou seja, tudo o que está em nossa volta e pode ser vivenciado (a vida, as pessoas, os animais, a natureza etc.); seja a transcendência vertical: a ligação com o sagrado intuitivo, ou seja, a crença de que há algo maior que protege e guia. Essas dimensões são diferentes em cada indivíduo, mas podem levar a um fim comum: ver a vida com mais propósito e sentido.

A Tabela 1 resume alguns dos conceitos descritos neste capítulo.

TABELA 1 Conceitos importantes para o estudo da espiritualidade e suicidalidade

Conceito	Definição
Religiosidade organizacional (RO)	Está relacionada à frequência com que alguém frequenta templos, igrejas ou encontros religiosos
Religiosidade não organizacional (RNO)	Envolve práticas religiosas privadas, como oração, meditação religiosa, leitura de livros religiosos etc.
Religiosidade intrínseca (RI)	Está relacionada ao fato de a religião orientar todos os aspectos da vida, como viver valores religiosos e sentir uma conexão superior
Religiosidade extrínseca (RE)	Atrelada a práticas religiosas mecânicas, sem uma perspectiva interna de autotranscendência da parte do indivíduo
Espiritualidade	Condição dinâmica por meio da qual o indivíduo busca sentido, propósito, transcendência e experiências nas relações consigo mesmo e com o mundo, podendo ser expressa por meio de crenças, valores, tradições e práticas

Fonte: elaborada pelos autores.

COMO A ESPIRITUALIDADE E A RELIGIOSIDADE PODEM AUXILIAR ALGUÉM EM SOFRIMENTO?

Antes de se entrar nos aspectos práticos, que é o objetivo deste livro, é importante salientar que existem diversos estudos que evidenciam o papel que a religiosidade/espiritualidade[14-16] e a vivência de um sentido e um propósito na vida[3,5] têm na proteção contra o suicídio, na diminuição de sintomas depressivos e ansiosos e no viver uma vida mais feliz. Inclusive, existem estudos que apontam que uma vivência espiritual dos pais (e não apenas a ida à igreja) é protetiva para comportamentos suicidas dos filhos, independentemente da religiosidade dos filhos[17].

Quando confrontados com o sofrimento, muitas pessoas buscam respostas e conforto em sua espiritualidade e sua religiosidade. A espiritualidade pode desempenhar papel significativo na vida de indivíduos em momentos de adversidade, proporcionando suporte emocional, sentido e propósito. No geral, a espiritualidade e a religiosidade em momentos de enfrentamento (*coping*) de situações difíceis, como em um processo de pensamentos e comportamentos suicidas, podem permitir o desenvolvimento do indivíduo:

- Fonte de esperança: a espiritualidade pode ser uma fonte de esperança para as pessoas em situações difíceis. Crer em algo superior e de algum modo gerar algum sentido e propósito na dor pode diminuir a desesperança e, assim, exercer fator protetivo contra pensamentos suicidas[18].
- Lidar com a dor emocional: o bem-estar espiritual pode diminuir a dor emocional (*psychache*) por meio de diversas práticas de enfrentamento[19]. Práticas religiosas como a oração pode, ser instrumento importante no papel de diminuir a dor emocional em momentos turbulentos.
- *Coping* religioso-espiritual (CRE): a espiritualidade é uma das formas mais profundas de estratégias de *coping*, que pode ser entendido como práticas utilizadas para o enfrentamento de momentos turbulentos. O CRE está associado a diversos índices de saúde mental, seja por meio das práticas religioso-espirituais, seja aumentando a resiliência, seja aumentando o senso de sentido e propósito na vida[20,21].
- Comunidade e apoio social: a solidão já foi entendida como fator importante de risco para mortalidade por todas as causas[22]. O senso de comunidade e o suporte social são fatores importantes na prevenção de ideação e comportamentos suicidas.
- Vivência de valores religiosos: a vivência de valores religiosos, como perdão, compaixão, gratidão, tem capacidade de proporcionar transformações profundas nos seres, aumentando a felicidade e não apenas diminuindo o sofrimento.
- Transformação pessoal: em alguns casos, o sofrimento pode desencadear uma busca espiritual mais profunda e levar a uma transformação pessoal. As experiências dolorosas podem despertar questões existenciais e levar a uma revisão de valores e prioridades de vida. Por meio desse processo de busca interior, as pessoas podem encontrar um novo propósito, uma maior compreensão de si mesmas e dos outros e um crescimento espiritual significativo.

A Figura 3 resume as funções que a religiosidade e a espiritualidade podem desempenhar na vida de um indivíduo que passa por sofrimento psíquico.

Mas nem tudo são flores. A espiritualidade pode desempenhar papel complexo e ambíguo quando se trata de indivíduos com ideação suicida. Embora para muitas pessoas a espiritualidade possa ser uma fonte de conforto e espe-

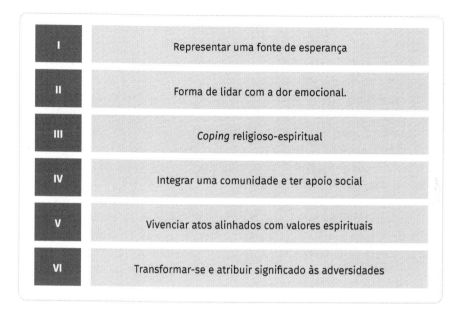

FIGURA 3 Funções possíveis para a espiritualidade e a religiosidade na vida de pessoas em sofrimento.
Fonte: elaborada pelos autores.

rança, em certos casos, pode ter efeitos prejudiciais ou desencadear conflitos internos. É importante abordar essa questão com sensibilidade e considerar os seguintes pontos:

- Sentimentos de culpa e vergonha: muitas vezes indivíduos com pensamentos e comportamentos suicidas apresentam diversas outras crenças disfuncionais, as quais muitas vezes englobam culpa e vergonha[23]. Na maioria das vezes a culpa e a vergonha englobam diversas situações, muitas das vezes sem paralelo com a realidade. Esses sentimentos podem ser aumentados por uma crença religiosa pouco compassiva, baseada em sentimentos de punição e controle.
- Pensamentos mágicos de cura: a ideia de que a espiritualidade e a religiosidade bastam e de que o indivíduo não precisa e não deve procurar auxílio médico é algo a ser combatido por meio da psicoeducação de líderes religiosos. A espiritualidade e a medicina tradicional, juntas, e não em conflito, podem contribuir, e muito, para a melhora das pessoas em sofrimento.
- Conflitos com Deus: para muitos que sofrem, pensamentos como "por que Deus me faz sofrer tanto?", e outros pensamentos conflituosos com sua fé podem emergir. É importante compartilhar isso com todos em sua volta,

inclusive seu médico, para lidar de forma empática e compassiva. Esses pensamentos podem piorar sua saúde mental[21].

- Isolamento social e falta de apoio: em alguns casos a comunidade religiosa pode ter problemas e acabar isolando indivíduos com problemas mentais. Esse isolamento pode gerar sintomas de angústia e medo.
- Risco de julgamento e estigmatização: em certos contextos religiosos ou culturais, a ideação suicida pode ser mal compreendida e estigmatizada. Os indivíduos podem temer ser julgados, rejeitados ou até mesmo alvos de retaliação por compartilharem seus sentimentos suicidas, o que pode impedir que eles busquem ajuda e apoio.

É essencial abordar a questão da espiritualidade de forma sensível e individualizada quando se trata de pessoas com ideação suicida. Profissionais de saúde mental, líderes religiosos e a família podem desempenhar papel importante em fornecer um ambiente de apoio, onde a espiritualidade possa ser discutida de forma aberta e compassiva, evitando a culpa e a estigmatização. O foco deve estar na busca de intervenções terapêuticas apropriadas e na promoção de um suporte integral que leve em consideração as dimensões psicológicas, emocionais e espirituais do indivíduo. Ademais, deve-se evitar sempre o proselitismo e a imposição de crenças para qualquer pessoa; isso pode levar a consequências catastróficas, muito piores do que anteriormente. O suporte vinculado à espiritualidade é individualizado, com o foco no amor, no cuidado e no respeito às individualidades de cada sujeito.

ALTRUÍSMO E TRABALHO VOLUNTÁRIO

Algo muito pouco abordado é o papel do altruísmo e do trabalho voluntário na prevenção do suicídio. Altruísmo pode ser definido como a prática desinteressada e não egoísta da preocupação e de atitudes em direção ao bem-estar de outras pessoas. Embora controverso, alguns estudos já associaram a vivência altruísta e melhores índices de saúde mental[24]. Esse fato é controverso, pois muitas vezes a prática altruísta esconde um desejo de reparação do indivíduo por um sentimento de culpa, no qual ele avança seus próprios limites, gerando o que chamamos fadiga compassiva/altruísta[25].

Muito embora haja esses conflitos no âmbito da ciência, o trabalho voluntário objetiva-se em proporcionar sentido, propósito, mudanças profundas nas prioridades dos indivíduos (tornando-os cada vez menos egoístas), gerar uma comunidade de apoio, o compartilhamento constante de medos e angústias com pessoas compassivas, além de uma sensação de conexão com algo maior do que eles mesmos, o que pode ajudar a dar sentido às suas próprias experiências de sofrimento. Evidências científicas crescentes apontam para um impacto protetor do voluntariado na saúde mental, inclusive diminuindo o declínio cognitivo em idosos[26-28].

Focar nas necessidades dos outros por meio do trabalho voluntário pode proporcionar uma pausa mental, uma mudança de perspectiva e uma oportunidade de ganhar uma nova visão sobre a própria situação. Além dos sentimentos emocionais e psicológicos, o trabalho voluntário oferece a chance de adquirir novas habilidades e conhecimentos, promovendo o crescimento pessoal e aumentando a autoconfiança. Também pode despertar um sentimento de propósito ao testemunhar as dificuldades enfrentadas por outras pessoas e poder ajudá-las, além de reduzir o foco excessivo no próprio sofrimento.

CONCLUSÃO

> "Qual é o sentido da vida? Era apenas isso – uma pergunta simples; uma que tendia a envolver a pessoa no decorrer dos anos. A grande revelação nunca chegou. A grande revelação talvez nunca chegasse. Em vez disso, havia pequenos milagres diários, iluminações, fósforos riscados inesperadamente nas trevas; aqui estava um deles."
>
> **– Virginia Woolf**

Esse trecho de Virginia Woolf encerra o capítulo afirmando que a espiritualidade pode desempenhar papel vital no auxílio a pessoas em sofrimento, oferecendo esperança, conforto, sentido, resiliência, apoio social e oportunidades de transformação pessoal. A busca por significado e propósito é intrínseca à natureza humana. A espiritualidade, para algumas pessoas, pretende oferecer um quadro de referência que vai além do aspecto material da vida, permitindo que os indivíduos encontrem um propósito mais profundo em suas experiências de sofrimento. Ao atribuir significado a suas dificuldades, eles podem encontrar forças para superar desafios e seguir em frente. Contudo, é preciso ter em mente que há casos em que a espiritualidade e a religiosidade podem provocar conflitos internos e serem produtoras de experiências desafiadoras. Por isso, é importante que cada leitor avalie o papel da espiritualidade em sua vida e siga conforme seus valores.

Algumas abordagens da psicologia, como a terapia cognitivo-comportamental, a terapia comportamental-dialética, a terapia de aceitação e compromisso e a psicologia positiva, podem contribuir com a teorização e o fornecimento de exercícios práticos para a construção de uma vida que valha a pena ser vivida. Por estar intimamente conectada com seus valores, em que se cultivam pensamentos, emoções e comportamentos atrelados às razões para viver, solidifica-se a construção de um sentido da vida. Espera-se que ao finalizar a leitura deste capítulo seja dado agora mesmo o primeiro passo rumo a uma vida valiosa!

REFERÊNCIAS

1. Linehan M, Goodstein J, Nielsen S, Chiles J. Reasons for staying alive when you are thinking of killing yourself: the reasons for living inventory. J Consult Clin Psychol. 1983;51:276-86.
2. Moody C, Fuks N, Peláez S, Smith NG. Without this, I would for sure already be dead: a qualitative inquiry regarding suicide protective factors among trans adults. Psychology of Sexual Orientation and Gender Diversity. 2015;2(3):266-80.
3. Heisel MJ, Neufeld E,Flett GL. Reasons for living, meaning in life, and suicide ideation: investigating the roles of key positive psychological factors in reducing suicide risk in community-residing older adults. Aging Ment Health. 2016;20(2):195-207.
4. Moscardini EH, Oakey-Frost DN, Robinson A, Powers J, Aboussouan AB, Rasmussen S, et al. Entrapment and suicidal ideation: the protective roles of presence of life meaning and reasons for living. Suicide Life Threat Behav. 2022;52(1):14-23.
5. Sun FK, Wu MK, Yao Y, Chiang CY, Lu CY. Meaning in life as a mediator of the associations among depression, hopelessness and suicidal ideation: a path analysis. J Psychiatr Ment Health Nurs. 2022;29(1):57-66.
6. Hayes SC, Strosahl KD, Wilson KG. Acceptance and commitment therapy: the process and practice of mindful change. 2.ed. Guilford; 2016.
7. Linehan MM. . Treinamento de habilidades em DBT: manual de terapia comportamental dialética para o terapeuta. Porto Alegre: Artmed; 2017.
8. de Brito Sena MA, Damiano RF, Lucchetti G, Peres MFP. Defining spirituality in healthcare: a systematic review and conceptual framework. Front Psychol. 2021;12:756080.
9. Damiano RF, Peres MFP,nd Sena MAB. Conceptualizing spirituality and religiousness. In: Lucchetti G, Prieto Peres MF, Damiano RF. Spirituality, religiousness and health: from research to clinical practice. Cham: Springer Nature Switzerland AG, Springer International Publishing; 2019. p.265.
10. Koenig H, King D, Carson V. Handbook of religion and health. Oxford University Press; 2012.
11. Sherkat DE. Changing faith: the dynamics and consequences of americans shifting religious identities. New York: New York University; 2014.
12. Puchalski CM, Blatt B, Kogan M, Butler A. Spirituality and health: the development of a field. Acad Med. 2014;89(1):10-6.
13. Puchalski CM, Vitillo R, Hull SK, Reller N. Improving the spiritual dimension of whole person care: reaching national and international consensus. J Palliat Med. 2014;17(6):642-56.
14. Wu A, Wang JY, Jia CX. Religion and completed suicide: a meta-analysis. PLoS One. 2015;10(6):e0131715.
15. Lawrence RE, Oquendo MA, Stanley B. Religion and suicide risk: a systematic review. Arch Suicide Res. 2016;20(1):1-21.
16. Brandt MK, Sandahl H, Carlsson J. The impact of religion and spirituality on suicide risk in veterans and refugees with posttraumatic stress disorder. J Nervous Mental Dis. 2023;211(1).

17. Svob C,Wickramaratne PJ, Reich L, Zhao R, Talati A, Gameroff MJ, et al. Association of parent and offspring religiosity with offspring suicide ideation and attempts. JAMA Psychiatry. 2018;75(10):1062-70.
18. Talib MA, Abdollahi A. Spirituality moderates hopelessness, depression, and suicidal behavior among malaysian adolescents. J Relig Health. 2017;56(3):784-95.
19. Tanrıverdi D, Bekircan E, Koç Z. The relationship between psychache and suicide risk with spiritual well-being levels of patients diagnosed with depression. J Am Psychiatr Nurses Assoc. 2022:10783903221079796.
20. Gall TL, Guirguis-Younger M. Religious and spiritual coping: current theory and research. APA handbook of psychology, religion, and spirituality: context, theory, and research. v.1. Washington: American Psychological Association; 2013. p.349-64.
21. Gall TL, Bilodeau C. The role of positive and negative religious/spiritual coping in women's adjustment to breast cancer: a longitudinal study. J Psychosoc Oncol. 2020;38: 103-17.
22. Rico-Uribe LA, Caballero FF, Martín-María N, Cabello M, Ayuso-Mateos JL, Miret M. Association of loneliness with all-cause mortality: a meta-analysis. PLoS One. 2018;13(1):e0190033.
23. Kealy D, Treeby MS, Rice SM. Shame, guilt, and suicidal thoughts: the interaction matters. Br J Clin Psychol. 2021;60(3):414-23.
24. Schwartz C, Meisenhelder JB, Ma Y, Reed G. Altruistic social interest behaviors are associated with better mental health. Psychosom Med. 2014;65(5):778-85.
25. Cocker F, Joss N. Compassion fatigue among healthcare, emergency and community service workers: a systematic review. Int J Environ Res Public Health. 2016;13(6).
26. Filges T, Siren A, Fridberg T, Nielsen BCV. Voluntary work for the physical and mental health of older volunteers: a systematic review. Campbell Syst Rev. 2020;16(4):e1124.
27. Huo M, Miller LMS, Kim K, Liu S. Volunteering, self-perceptions of aging, and mental health in later life. Gerontologist. 2021;61(7):1131-40.
28. Corrêa JC, Ávila MPW, Lucchetti ALG, Lucchetti G. Altruism, volunteering and cognitive performance among older adults: a 2-year longitudinal study. J Geriatric Psychiatry Neurol. 2022;35(1):66-77.

11

Planos de ação práticos para ajudar a reduzir dor emocional, aumentar a esperança e prevenir o suicídio

Nas próximas páginas, o foco será em exercícios práticos que podem ajudar a enfrentar pensamentos e comportamentos suicidas.

Todas as ferramentas são derivadas de teorias consolidadas na psicologia, nomeadamente um primeiro exercício baseado na teoria da entrevista motivacional, para ajudá-lo a se engajar em seu processo de mudança rumo a uma vida que valha a pena ser vivida, cuidando de sua saúde mental e, em seguida, mais nove exercícios estratégicos focados nas terapias cognitivo-comportamentais, que são as teorias mais embasadas empiricamente para tratar dos fenômenos da suicidalidade.

Relembrando que os exercícios e as informações a seguir não substituem o contato e o tratamento que um profissional especializado de saúde mental poderá oferecer. Se você está aqui porque está pensando em suicídio ou está preocupado com alguém de sua rede, por favor busque imediatamente ajuda especializada de um psicólogo e/ou um psiquiatra.

PREPARAÇÃO PARA A MUDANÇA

Vamos começar na preparação para mudança. Quando você está se sentindo para baixo, a perspectiva de lidar com dificuldades emocionais, de pensamentos e comportamentos que o incomodam pode ser desafiadora ou até intransponível.

Mas sabe-se, também, como pesquisadores, que o campo da suicidologia avançou muito nos últimos anos e há estratégias que beneficiam muitas pessoas que vivem desafios semelhantes e talvez possam ajudá-lo também. Uma delas é começar refletindo a respeito dos motivos pelos quais você deseja mudar. Quanto você deseja mudar agora? Por que você deseja mudar? Vamos explorar esses aspectos no plano de ação abaixo. Depois que você preencher, pode voltar a esse material sempre que precisar se lembrar dos motivos pelos quais está se empenhando tanto para melhorar sua saúde mental e talvez se dar conta de que o processo vale a pena, justamente por estar alinhado a seus valores e seus objetivos de vida.

No exercício a seguir, selecione os motivos pelos quais você gostaria de mudar e sinta-se à vontade para adicionar seus próprios. Depois, você pode consultá-la novamente, talvez quando seu desejo por mudar começar a desandar. Algumas pessoas consideram útil colocar a lista em um lugar em evidência e uma dica pode ser tirar uma foto com seu celular após preenchê-la. Assim, você poderá acessá-la com facilidade quando sentir necessidade (tradução e adaptação com base em Gordon, 2021[1]).

MOTIVOS PELOS QUAIS EU QUERO MUDAR

Assinale os motivos que se apliquem a seu contexto e, em seguida, use o espaço em branco para escrever seus próprios, caso pense em alguns que não foram descritos aqui.

- ☐ Eu quero me sentir melhor.
- ☐ Eu quero que a vida doa menos.
- ☐ Eu quero estar mais próximo de meus entes queridos.
- ☐ Eu quero aprender a lidar com meus pensamentos suicidas de maneiras mais saudáveis.
- ☐ Eu quero mais ferramentas para experienciar e expressar minhas emoções.
- ☐ Eu quero aprender novas estratégias para lidar com estressores.
- ☐ Eu não quero me sentir desamparado.
- ☐ Eu quero sentir mais controle de minha vida.
- ☐ Eu quero me sentir mais esperançoso.
- ☐ Eu quero uma vida mais significativa.
- ☐ Eu quero aproveitar mais a minha vida.
- ☐ Eu quero ser mais gentil comigo mesmo.
- ☐ Eu quero me aceitar mais.
- ☐ Eu quero me sentir mais confortável com minhas emoções.
- ☐ Eu quero estar presente para meus filhos, meu parceiro, meus amigos ou minha família.
- ☐ Eu quero me sentir seguro.
- ☐ Eu quero ser mais autêntico com os outros.
- ☐ Eu não quero que minha saúde mental me impeça de atingir meus objetivos.
- ☐ _____
- ☐ _____
- ☐ _____

Tradução e adaptação com base em Gordon, 2021[1].

COMPREENDENDO O MODELO SUICIDA

O modelo suicida

Proposto por autores da terapia cognitivo-comportamental, o modelo suicida é uma forma de organizar os diversos fatores de risco e fatores de proteção associados a uma crise suicida. Esses fatores podem ser organizados em vários domínios: cognitivo (fatores sobre como e sobre o que se pensa quando ocorre o estresse), comportamental (fatores relacionados às ações que se toma e coisas que se faz em resposta ao estresse), emocional (fatores relacionados aos sentimentos que se tem quando se está estressado) e físico (fatores relacionados à biologia e às sensações corporais quando se está estressado). Os fatores predisponentes ou basais são relativamente estáveis ou improváveis de mudar, enquanto os fatores precipitantes ou agudos mudam em resposta a eventos desencadeantes que acontecem na vida. Veja a seguir um exemplo de preenchimento.

A Figura 2 é reservada para que você coloque no papel sua própria conceitualização de caso, de acordo com o modelo suicida. O objetivo é obter uma fotografia de seu momento de vida e de fatores que representam fragilidades e, com base nela, entender como é possível traçar um plano de ação para evitar futuras crises suicidas. O exemplo indicado no modelo anterior pode ajudá-lo a entender como se preenche o modelo e pensar, segundo seu próprio contexto, a fazer uma avaliação de seu momento, que pode ser uma análise baseada em sua última tentativa de suicídio, ou pode ser feita de modo mais abrangente, como preferir.

Didaticamente, um dos objetivos das terapias cognitivo-comportamentais é permitir um espaço maior entre pensar-sentir-agir, dando a você maior tempo para ponderar qual seria o comportamento mais adequado diante de uma situação, por exemplo, em vez de agir sob efeito de uma desregulação emocional intensa. Alguns exercícios a seguir também poderão ser úteis para ensinar ferramentas para lidar com suas emoções. Além disso, profissionais que trabalham com terapia comportamental dialética são treinados exatamente para atuar ajudando os pacientes com estratégias de regulação emocional, portanto, talvez seja útil, caso você ainda não esteja assistido por um profissional especialista, consultar um terapeuta que trabalhe com essa linha (tradução e adaptação com base em Bryan e Rudd, 2018[2]).

11 Planos de ação práticos para ajudar a reduzir dor emocional, aumentar a esperança e prevenir   149

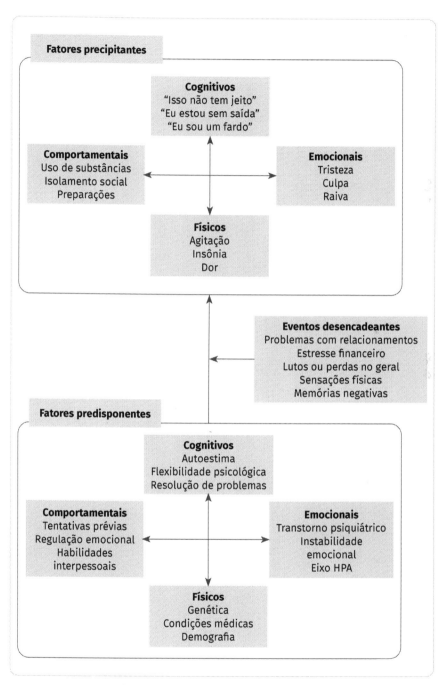

FIGURA 1   Fatores precipitantes e fatores predisponentes.
Tradução e adaptação com base em Bryan e Rudd, 2018[2].

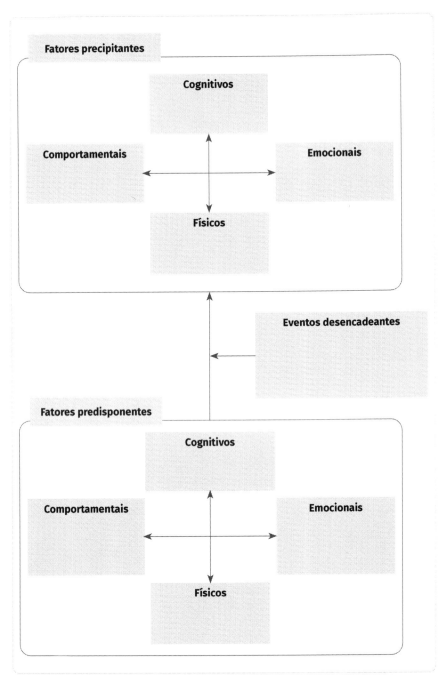

FIGURA 2 Conceitualização de caso.
Tradução e adaptação com base em Bryan e Rudd, 2018[2].

COMPREENDENDO O MODELO DA TEORIA DOS TRÊS PASSOS

Um grande desafio comumente enfrentado pelas pessoas que apresentam pensamentos e comportamentos suicidas é a crença de que elas são problemáticas demais e por isso representam um fardo para aqueles a seu redor. Contudo, a ciência tem estudado modelos explicativos que ajudam a compreender de forma empiricamente sustentada quais são os fatores específicos que podem compor um cenário em que esses pensamentos e comportamentos se manifestam.

Passo 1: dor e desesperança

É comum que pessoas que enfrentam intensa dor e sentem-se desesperançosas passem a considerar o suicídio uma forma de lidar com esses desafios. A dor pode ser tanto física quanto emocional. Essa teoria postula que apenas a dor não seria uma condição suficiente para provocar pensamentos sobre morte, mas que, quando acrescida de uma falta de expectativa de que o futuro pode ser ou será diferente, então, essa combinação de fatores levaria aos pensamentos suicidas.

A teoria não especifica quais são os contextos específicos causadores dessa dor, porque ela é uma experiência profundamente subjetiva. Mas alguns exemplos de situações que frequentemente causam dor são: fim de um relacionamento importante, morte de um ente querido, doenças, dificuldades financeiras, perda de emprego, sentimento de falta de propósito, entre outros estressores, que podem ser internos, ou seja, relacionados a pensamentos e sentimentos, ou externos (estressores ambientais). A seguir, uma reflexão sobre como essa primeira etapa pode repercutir em sua vida (tradução e adaptação com base em Gordon, 2021[1]).

O que causa minha dor?

Você está sentindo dor agora? Use o espaço abaixo para escrever como você experiencia sua dor e qual é sua origem. Escreva livremente sobre quaisquer pensamentos, sensações corporais e emoções que o invadirem.

Para algumas pessoas esse processo de escrita pode ser desafiador, mas espera-se que você se sinta orgulhoso por investir seu tempo em refletir sobre seu processo. Mesmo que você não tenha certeza absoluta sobre o que escreveu, ordenar os pensamentos e colocá-los no papel talvez o ajude a enxergar o cenário com mais clareza e considerar possíveis soluções para esses desafios que causam seu sofrimento atual. Serão abordadas com mais detalhes as estratégias de resolução de problemas a seguir (tradução e adaptação com base em Gordon, 2021[1]).

Eu me sinto desesperançoso?

Você se sente desesperançoso? Se sim, como essa sensação se manifesta agora em você? Por que você sente que as coisas não vão melhorar? O que você precisaria mudar para sentir mais esperança em relação ao futuro?

Sabe-se que encontrar razões para se sentir otimista não é fácil, mas espera-se ajudá-lo nesse processo de encontrá-las. De acordo com essa teoria, quando você se sente mais esperançoso, seus pensamentos suicidas tendem a não se manifestar de forma tão intensa.

Use o espaço a seguir para refletir a respeito de sua desesperança. Pode ser útil se valer das perguntas elencadas para guiar sua reflexão.

Passo 2: conexões à vida

Se o seu nível de dor, seja ela física ou psíquica, é tão alto que se sobrepõe às conexões que fazem você querer continuar viva, de acordo com essa teoria, acredita-se que o desejo suicida é intensificado. Essas conexões à vida podem incluir pessoas, como entes queridos da família, amigos, ou parceiros românticos, mas também ideias mais abstratas que proporcionam um senso de conectividade, como um propósito, um projeto que você está executando, seu trabalho, sua espiritualidade, entre outros (tradução e adaptação com base em Gordon, 2021[1]).

Esse exercício tem como objetivo ajudá-lo a refletir a respeito e entrar em contato com conexões importantes para você, já que cultivá-las pode ajudá-lo

11 Planos de ação práticos para ajudar a reduzir dor emocional, aumentar a esperança e prevenir 153

a criar uma vida que valha a pena ser vivida, contribuindo para diminuir a intensidade de seu desejo suicida. Sugere-se que tire alguns momentos para investir na elaboração de respostas das perguntas a seguir.

Minhas conexões à vida

Das últimas vezes que os pensamentos suicidas o invadiram, avalie quais foram os contrapontos que fizeram você decidir continuar vivo. Ou, em outras palavras, diante de uma crise suicida, quais pensamentos surgem e como eles o convenceram, até hoje, a continuar vivo?

Quem são as pessoas com as quais você se sente mais conectado?

Há outras conexões que vêm à sua mente, mas que não foram mencionadas anteriormente? Por exemplo, como você se conecta com seus animais de estimação, ou até com parques e ambientes que você frequenta etc.

Tradução e adaptação com base em Gordon, 2021[1].

Quais aspectos ou atividades de sua vida o ajudam a se sentir conectado? Por exemplo, um papel profissional que você exerce, ou um papel familiar, como o de filho, pai ou marido, ou uma atividade, seja ela profissional seja pessoal, ou até sua crença espiritual?

O que você acha que há de mais significativo em sua vida? E, caso você não encontre nada para descrever hoje, como seria uma vida significativa para você? E, por fim, o que você acha que poderia fazer para caminhar rumo a essa vida mais significativa?

Passo 3: capacidade para o suicídio

A última etapa dessa teoria explorada agora, a Teoria dos Três Passos, debruça-se sobre um conceito chamado capacidade para o suicídio.

Os autores postulam que os seres humanos nascem com um forte instinto de sobrevivência, que tende a nos afastar de qualquer tipo de risco ou perigo. Então, como poderiam pensamentos e comportamentos suicidas invadirem tantas pessoas?

De acordo com a teoria, a maior parte das pessoas que apresenta pensamentos e comportamentos suicidas tem características que permitem a sobreposição desse instinto, que são os três tipos de capacidades (tradução e adaptação com base em Gordon, 2021[1]):

- Capacidade dispositiva: aspectos genéticos, ou seja, biologicamente herdados, que explicariam maior tolerância à dor.
- Capacidade adquirida: aspectos relacionados à aprendizagem, ou seja, experiências ao longo da vida que fizeram esse indivíduo aprender a tolerar mais a dor.
- Capacidade prática: aspectos relacionados ao conhecimento sobre métodos de suicídio, bem como ao acesso físico, prático, a eles.

Acredita-se que seja importante você tirar alguns instantes para refletir sobre sua capacidade de suicídio.

Minha capacidade para o suicídio

Tire um tempo para examinar como esses três níveis de capacidade descritos estão presentes em sua vida e podem te afetar. Você acha que alguns aspectos de sua personalidade, de suas experiências passadas e de seu conhecimento podem influenciar sua capacidade de se engajar em um comportamento suicida? Você pensa a respeito de quais métodos de suicídio utilizaria? Você tem acesso a eles atualmente? Você se considera uma pessoa que tem tolerância alta à dor e não tem medo da morte? Explore essas questões no espaço a seguir (tradução e adaptação com base em Gordon, 2021[1]).

Acredita-se que além de escrever e refletir a respeito dessas questões, seja bem importante compartilhar com o profissional da saúde mental que acompanha seu caso, seja seu psicólogo ou seu psiquiatra.

Caso você ainda não esteja em acompanhamento com um especialista, recomenda-se que busque ajuda e compartilhe esse material com ele, para que juntos vocês tracem um plano de ação que o ajude a estar protegido de potenciais crises, bem como o ajude a construir uma vida que valha a pena ser vivida. Marsha Linehan, a criadora da terapia comportamental dialética, foi paciente por muitos anos por apresentar comportamento suicida crônico na adolescência, diz que o objetivo da terapia não deve apenas fazer o paciente ficar vivo, mas sim ajudar a construir uma vida que valha a pena ser vivida sob sua própria perspectiva.

HABILIDADE DE REGULAÇÃO EMOCIONAL

Modificando as respostas emocionais – verificando os fatos

No exercício anterior, é provável que você tenha percebido que a qualidade de seus pensamentos, de seus comportamentos e de suas emoções pode causar ou aumentar seu sofrimento. Uma das premissas da terapia cognitivo-comportamental e de outras terapias é que pode ser desafiador escolher exatamente qual emoção sentir, mas que uma mudança intencional na forma como enxergamos os fatos pode desencadear uma alteração em nossa resposta emocional.

Sabe-se que fazer o que é necessário para modificar as respostas emocionais pode ser muito difícil. Exige esforço, vontade e capacidade de determinar o que é do nosso próprio interesse.

Apesar de não ser um processo fácil, modificar crenças e suposições sobre uma situação para adaptá-las aos fatos pode ajudar você a alterar suas reações emocionais à ocasião. Isso requer que você verifique primeiro os fatos. Verificar os fatos é uma estratégia básica em terapia cognitiva, bem como em muitas outras formas de terapia.

Quando suas emoções não estão justificadas pelos fatos e o conhecimento dos fatos não altera sua emoção, fazer a ação oposta a suas emoções – de modo integral e repetido –modificará suas respostas emocionais.

Quando suas emoções estão justificadas pelos fatos da situação e você deseja modificá-las, então a situação é o problema. A solução de problemas reduzirá a frequência das emoções negativas.

Mesmo que pareça complicado, Marsha Linehan, fundadora da terapia comportamental dialética, coloca que existem apenas quatro respostas possíveis para qualquer problema (adaptação de Linehan, 2015[3]):

1. Solucionar o problema modificando a situação ou abandonando-a.
2. Modificar sua reação emocional à situação, de modo que as emoções dolorosas sejam reduzidas, embora o problema permaneça.
3. Aceitar radicalmente a situação. Ou seja, reconhecer que a situação não pode ser resolvida e que você não consegue alterar a maneira como se sente, mas que aceitar completa e voluntariamente esse estado das coisas pode lhe dar uma sensação de liberdade e reduzir seu sofrimento.
4. Permanecer sentindo-se miserável (ou piorar as coisas) diante do problema.

Como acredita-se que é possível trabalhar juntos para minimizar seu sofrimento emocional, portanto excluindo a alternativa 4, é criado um diagrama para ajudá-lo na tomada de decisão diante de problemas e/ou de situações em que você desconfie que não está verificando os fatos de maneira clara e racional e, como dito anteriormente, as crenças sobre os fatos afetam diretamente como nos sentimos em relação a eles.

Esse material o ajudará a refletir sobre algumas emoções básicas e como saber se elas são justificadas pelos fatos (adaptação de Linehan, 2015[3]).

Preenchendo o diagrama – como verificar os fatos?

Pense em uma situação em que você acha que não conseguiu visualizar os fatos com clareza. Ou então em uma ocasião em que uma emoção foi muito desagradável e você não soube lidar com ela da melhor maneira. Com base nessa memória, tente descrever o fato com a maior objetividade possível, sem incutir seus pensamentos ou suas crenças a respeito dele. Os exercícios a seguir o ajudarão a trabalhar essa habilidade. Na Figura 3, preencha todos os campos e acompanhe as setas, respondendo aos questionamentos. Eles o ajudarão a entender o que pode ser feito diante dessa situação.

Após adquirir a habilidade de fazer essa separação, se achar uma ferramenta útil, você pode repetir esse exercício com quantas situações julgar necessárias, até que consiga fazê-lo mentalmente, sem a necessidade de se valer do diagrama.

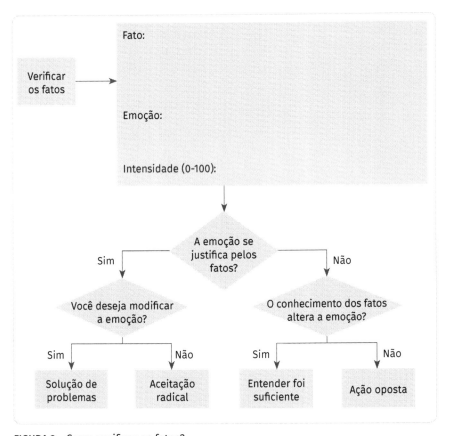

FIGURA 3 Como verificar os fatos?
Elaborada pelos autores com base no texto de Linehan, 2015[3].

COMPREENDENDO A FUNÇÃO DAS EMOÇÕES E APRENDENDO A VERIFICAR OS FATOS

Nas terapias cognitivo-comportamentais, julga-se essencial a capacidade de observar a realidade com a mínima influência dos vieses de nossas crenças para que se possa agir de maneira ponderada e adaptativa, de modo a aumentar nosso bem-estar e nossa qualidade de vida. Uma leitura inadequada da situação pode levar a pensamentos, emoções e comportamentos disfuncionais, que acabam, inclusive, por perpetuar consequências negativas em sua vida.

Por isso, o exercício a seguir tem o objetivo de te psicoeducar em relação a algumas emoções básicas que se vivencia quase todos os dias. Nossa cultura nos ensina que algumas emoções são boas e devem ser perpetuadas, enquanto outras devem ser bloqueadas. Contudo, foi descoberta a importância da prática de atenção plena, sentindo-as, independentemente do desconforto que elas podem oferecer no momento, porque também fazem parte da experiência de ser humano.

Contudo, quando elas tomam dimensões desproporcionais e o sofrimento parece não ser justificado pelos fatos, pode ser importante trabalhar com um terapeuta para compreender melhor essa sua interpretação e encontrar uma alternativa que produza menos sofrimento.

Para preencher a tabela a seguir, leia a função da emoção e tente se lembrar quando em sua vida a emoção e/ou sua intensidade NÃO foram justificadas pelos fatos. Na coluna ao lado, tente se lembrar de um exemplo em que emoção e/ou sua intensidade foram justificadas pelos fatos. Acredita-se que esse exercício o ajudará a se familiarizar com o papel das emoções, bem como identificar quando elas se manifestam de maneira adaptativa e contributiva para sua qualidade de vida e quando é importante que se tome atitudes em relação a isso, por sua manifestação e/ou sua intensidade poder ser prejudicial.

160 Cansei de viver, e agora? Guia prático para compreender o suicídio

Emoção	Função	Exemplo de quando a emoção e/ou intensidade NÃO foi justificada pelos fatos	Exemplo de quando a emoção e/ou a intensidade foi justificada pelos fatos
Medo	O medo atua para a manutenção da segurança, impulsionando o indivíduo a escapar do perigo por meio de evitação, fuga ou de ocultação de qualquer ameaça		
Raiva	A raiva atua como proteção contra ataques ou perda de pessoas, coisas ou objetivos importantes, impulsionando o indivíduo a ameaçar e atacar aqueles que podem machucá-lo		
Repulsa	A repulsa atua para manter a contaminação longe. Ela impulsiona os indivíduos a se livrar de tudo que é considerado repulsivo. Está relacionada às pessoas (incluindo o *self*), bem como a coisas, como alimentos, fluidos corporais ou excrementos		
Inveja	A inveja atua para motivar o trabalho árduo a fim de obter o que os outros têm, de modo a melhorar a vida do indivíduo e das pessoas importantes para ele. A inveja, muitas vezes, está justificada pelos fatos, quando os outros podem ter bem mais em áreas muito importantes para o indivíduo, e, em última análise, é injusto que ele tenha menos. O problema é que, com frequência, a inveja corrói a mente. Ela é prejudicial. A amargura é um resultado comum dessa emoção. Assim, por não fazer bem, ela pode ser ineficaz		

(continua)

11 Planos de ação práticos para ajudar a reduzir dor emocional, aumentar a esperança e prevenir **161**

(continuação)

Emoção	Função	Exemplo de quando a emoção e/ou intensidade NÃO foi justificada pelos fatos	Exemplo de quando a emoção e/ou a intensidade foi justificada pelos fatos
Ciúme	O ciúme é justificado quando alguém está ameaçando uma pessoa de privar de relacionamentos ou de coisas muito importantes para ela. Essa é a emoção que garante que será feito todo o possível para proteger esses relacionamentos ou coisas. Costuma-se fazer isso tentando controlar as ações das pessoas que se quer por perto ou recusando-se a compartilhar o que se tem com o outro		
Amor	O amor atua como motivador para encontrar e estar com outras pessoas e coisas e para estabelecimento de conexão com elas. Ele se justifica quando aqueles que se ama melhoram a sobrevivência e o bem-estar do outro.		
Tristeza	A tristeza atua como fator de introspecção e descoberta do que é realmente importante para o indivíduo, bem como o que fazer quando se perde coisas importantes. Também sinaliza aos outros que ajuda é necessária.		
Vergonha	A vergonha tem duas funções importantes. Primeiro, ela induz à ocultação de comportamentos que provocariam rejeição alheia e ocasionariam a rejeição do indivíduo pela comunidade. Segundo, se o comportamento do indivíduo de alguma forma		

(continua)

(continuação)

Emoção	Função	Exemplo de quando a emoção e/ou intensidade NÃO foi justificada pelos fatos	Exemplo de quando a emoção e/ou a intensidade foi justificada pelos fatos
Vergonha	vem a público, ela leva à humildade e à reconciliação com aqueles que foram ofendidos, de modo a não causar a rejeição do indivíduo. Ela é uma emoção de base comunitária. É fácil concluir que, se os comportamentos ou características das pessoas não são imorais ou errados, a vergonha nunca é justificada. Mas isso não acontece. A vantagem evolutiva dessa emoção é que se os comportamentos sancionados pela comunidade provocam vergonha, logo, expressões e ações baseadas desse sentimento podem manter a pessoa na comunidade. Embora ficar em uma comunidade que provoca vergonha talvez não seja benéfico, não chega a ser completamente inútil. Poderia fazer a diferença entre a vida e a morte em períodos mais remotos		
Culpa	A culpa atua impulsionando a reparação de comportamentos que violam valores morais e a prevenir futuras violações		

Elaborada pelos autores com base no texto de Linehan, 2015[3].

SETE PASSOS DA TERAPIA COMPORTAMENTAL DIALÉTICA PARA SOLUCIONAR QUALQUER PROBLEMA

Conforme visto no diagrama anterior, um dos caminhos possíveis é optar pela resolução dos problemas. Um desafio frequentemente relatado por pessoas que apresentam pensamentos e comportamentos suicidas é a sensação de aprisionamento, como se se enxergassem sem saída diante de uma situação, sem esperança de que seja possível melhorá-la.

Por isso, será apresentado um material elaborado com base na terapia comportamental dialética, proposta por Marsha Linehan, visando atender casos desafiadores em psicoterapias. O intuito do capítulo é ajudá-lo a desenvolver a habilidade de solucionar problemas, por mais desafiadores que eles pareçam.

As opções para responder às situações desafiadoras e potencialmente dolorosas são limitadas. Sabe-se que talvez você esteja enfrentando uma miríade de situações muito difíceis, elas podem se apresentar das mais diversas maneiras e serem experienciadas por você de forma única. Contudo, não há um número igualmente grande, nem perto de ser infinito, de respostas que se pode dar à dor, especialmente quando se fala sobre dor emocional.

Conforme visto anteriormente, acredita-se que há apenas quatro formas de lidar com esses problemas (solucionar o problema, modificar os sentimentos em relação ao problema, tolerar o problema ou apenas continuar infeliz em relação ao problema – ou engajar-se em padrões que podem até piorá-lo).

Como exposto no diagrama de tomada de decisão, quando uma emoção indesejada está justificada pelos fatos, os fatos são o problema, e você precisa da solução de problemas. Além disso, a capacidade de eliminar obstáculos é uma habilidade básica de que todos precisam, independentemente de enfrentarem ou não pensamentos e comportamentos suicidas, a fim de construir uma vida digna de ser vivida. É uma das principais habilidades necessárias para melhorar a regulação emocional ou solucionar problemas emocionais.

Apesar desse esforço em criar um manual de sete passos pragmáticos para resolver os problemas, sabe-se que a solução de problemas é um processo, portanto exige tempo e paciência. A ideia de que existem soluções simples e derradeiras é uma ilusão e pode acabar gerando ainda mais frustração quando percebe-se que o processo demanda concentração, por ser difícil e demorado. Pode ser útil que você tome alguns minutos para avaliar situações de sua própria vida em que problemas foram resolvidos com a primeira solução tentada, bem como em problemas que exigiram várias tentativas até que finalmente fossem resolvidos.

SETE PASSOS DA TERAPIA COMPORTAMENTAL DIALÉTICA PARA SOLUCIONAR QUALQUER PROBLEMA

1. Observe e descreva a situação problema (elaborada pelos autores com base no texto de Linehan, 2015[3]):

    A. Observe e descreva a situação problema, atentando-se para elencar somente os fatos da situação e evitando juízos de valor.

    B. Descreva o que a situação tem de problemático, incluindo as consequências da situação que acabam constituindo um problema para você.

    C. Liste e descreva os obstáculos para solucionar o problema.

2. Verifique os fatos, conforme aprendido no exercício anterior (elaborada pelos autores com base no texto de Linehan, 2015[3]):

A. A forma como eu interpreto os fatos está correta? Será que não há crenças ou valores pessoais que estão distorcendo a situação apresentada?

B. Quão angustiante é a situação? De 0 a 100, quanto essa situação representa um problema para você?

C. Os conflitos e obstáculos que listei para resolver a situação refletem os fatos dessa situação?

3. Identifique seu objetivo na solução do problema.

4. Faça um *brainstorm* para bolar várias soluções. Se achar que faz sentido, peça ajuda para alguém próximo e explique como funciona essa etapa do processo. Todas as ideias são válidas em um primeiro momento e não devem ser julgadas ou descartadas. As soluções podem ser pensadas como uma ou mais ações que levam ao objetivo descrito anteriormente. Todas as ideias são bem-vindas, não as avalie durante o processo de *brainstorm*. Apenas liste o máximo de ideias possíveis que vier à sua cabeça e a desse colega que talvez esteja auxiliando-o no processo.

5. Com base na lista criada na etapa anterior, escolha uma solução que se adapte ao objetivo e possa funcionar para atendê-lo e, a seguir, faça uma análise de prós e contras. Quais são as vantagens de aplicar essa estratégia como tentativa de solucionar o problema? Por sua vez, quais são os potenciais pontos que podem ser consequências negativas da aplicação dessa estratégia? É importante ter em mente que, por mais que pareça uma boa estratégia, ela também está suscetível a produzir consequências negativas (elaborada pelos autores com base no texto de Linehan, 2015[3]).

6. Se, com base na análise do item anterior, você julgar que parece uma estratégia coerente, coloque a solução em prática. Se precisar, peça ajuda de uma pessoa próxima a você, ou até de seu psicoterapeuta ou profissional de saúde mental que estiver acompanhando-o nesse processo.

7. Avalie os resultados de implementar a solução. Você acredita que ela o ajudou a solucionar o problema? Caso tenha ajudado, ótimo! Se não, entenda que é normal que alguns problemas exijam múltiplas tentativas de resolução até que se possa superá-los. Desse modo, retorne à etapa 5, selecionando uma das estratégias aventadas no *brainstorming* e repita os últimos passos descritos nessa etapa (elaborada pelos autores com base no texto de Linehan, 2015[3]).

MODELO DE PERGUNTAS DESAFIADORAS

O Modelo de Perguntas Desafiadoras é usado para avaliar seus pensamentos e suas crenças e determinar se são úteis e o ajudam. Ele pode ser utilizado não apenas para avaliar crenças relacionadas à suicidalidade, mas quaisquer outras crenças que eventualmente possam estar atrapalhando ou interferindo em sua qualidade de vida.

Por exemplo, pode ser que você pense "eu sou inútil" ou "eu sou um fardo para a minha família". Também é comum que alguns pensamentos como "nada que eu possa fazer será capaz de me tirar dessa situação" ou "esse problema não tem solução" nos invadam diante de situações que nos deixem desesperançosos, por serem bastante desafiadoras. Também pode valer a pena investir no exercício de solução de problemas, mas, paralelo a ele, acredita-se que um trabalho com as crenças possa beneficiá-lo e ajudá-lo a enxergar a vida de forma mais flexível.

Primeiro, identifique uma crença negativa e escreva-a na caixa no topo da planilha. Em seguida, leia cada pergunta e responda com base nessa crença. Escreva sua resposta para cada pergunta no espaço fornecido abaixo da pergunta (tradução e adaptação com base em Bryan e Rudd, 2018[2]).

Crença:
1. Quais são as evidências a favor e contra essa ideia?
2. Sua crença é apenas um hábito ou é baseada em fatos?
3. Se alguém mais tivesse essa mesma crença em uma situação parecida, você a consideraria precisa?

4. Você está pensando em termos "tudo ou nada"?

5. Você está usando palavras ou frases extremas ou exageradas? (Por exemplo, sempre, para sempre, nunca, preciso, deve, não deve ou "todas as vezes".)

6. Você está focando em apenas um aspecto do evento e ignorando outros fatos importantes sobre a situação que explicam as coisas?

7. Qual é a fonte dessa crença? Essa fonte é confiável?

8. Você está exagerando na proporção de sua análise? Ou, ao contrário, minimizando as coisas?

9. Sua crença é baseada, principalmente, em sentimentos ou em fatos?

10. Você está focado em detalhes que não estão diretamente relacionados à situação?

Conforme já falado anteriormente, as terapias cognitivo-comportamentais partem da premissa de que pensamentos, emoções e comportamentos se influenciam mutuamente, ou seja, a forma que eu me enxergo pode me levar a me sentir e a agir de determinada maneira. Por exemplo, se penso que minha existência é inútil e sou apenas um fardo que não agrega para ninguém, posso me sentir profundamente sozinho e triste, aumentando a probabilidade de que eu atente contra minha vida.

Por isso é importante que se olhe com cuidado para o que pensamos porque nossos pensamentos não são a realidade. Na verdade, na maior parte das vezes, olhamos com a nossa própria lente, fazendo com que haja distorções em nossa avaliação do mundo.

Há uma frase que pode ajudá-lo no processo, quando pensamentos desafiadores o invadirem, que diz "nós somos o mar e os pensamentos são as ondas". Essa metáfora ajuda a manter em mente de que somos compostos por uma complexidade de fatores, vivências e características e de que um pensamento é só um pensamento. Aqui estão alguns exemplos que podem ajudar a ilustrar a importância da separação de um fato, do pensamento, da emoção e da intensidade da emoção (tradução e adaptação com base em Bryan e Rudd, 2018[2]).

Exemplo 1:

- Fato: Cometi um erro no trabalho. No mesmo dia dois colegas de trabalho riram no corredor.
- Pensamento: A interpretação foi de que eles estavam tirando sarro de meu desempenho.
- Emoção: Vergonha.
- Intensidade: 90.

Exemplo 2:

- Fato: Tirei uma nota ruim na faculdade.
- Pensamento: O pensamento foi de que isso significa que eu nunca me formaria na faculdade, porque sou burro.
- Emoção: Tristeza, desesperança.
- Intensidade: 80.

O próximo exercício poderá ajudá-lo a realizar uma separação mais clara do evento ambiental, de sua crença e das emoções eliciadas com base nesse contexto.

MODELO ABC

O modelo ABC é uma ferramenta conhecida das terapias cognitivo-comportamentais, frequentemente usada para ajudar a identificar como pensamentos e sentimentos estão conectados a como reagimos aos eventos da vida. Primeiro, identifique uma situação estressante e escreva um resumo dessa situação na caixa A. Na caixa B, identifique os pensamentos que você teve durante essa situação e anote-os. Na caixa C, identifique as emoções que você sentiu naquela situação e escreva-as. Em seguida, explique como os pensamentos e as crenças que você escreveu na caixa B podem ser úteis ou prejudiciais para você. Se seus pensamentos forem prejudiciais, identifique e escreva uma maneira diferente de pensar sobre a situação que possa diretamente contradizer o que você escreveu na caixa B (tradução e adaptação com base em Bryan e Rudd, 2018[2]).

Modelo ABC		
A (*Activating events*) Evento ativador O que aconteceu?	B (*Beliefs*) Crenças O que eu me digo?	C (*Consequences*) Consequências Que emoções eu sinto?
A crença acima, na caixa B, é útil?		
O que mais eu posso dizer para mim mesmo(a), no futuro, em uma situação similar?		

Apesar desse trabalho fundamental e basal para o tratamento de pensamentos e comportamentos suicidas descrito até aqui, também sabe-se que crises indesejadas e intensas podem emergir a qualquer momento e, por isso, é fundamental que se esteja preparado para quando elas vierem. Mas como saber que uma crise se aproxima? Para responder a esse questionamento, a seção a seguir foi criada.

Tradução e adaptação com base em Bryan e Rudd, 2018[2].

LIDANDO COM UMA CRISE

Se você está vivenciando uma dor extrema, ou sentimentos muito exacerbados, sabe-se que esse episódio pode se tornar uma crise. Alguns estudos indicam que há alguns sinais comuns que estão relacionados a crises suicidas, como insônia, perda de peso não intencional, agitação e isolamento social. Contudo, acredita-se que seja importante que você avalie quais são os sinais atrelados a seu contexto, de acordo com sua história de vida e vivências.

Por isso, o exercício a seguir tem o objetivo de ajudá-lo a listar alguns fatores que podem estar associados ao início do surgimento de uma crise.

Sinais de que uma crise está se aproximando

Assinale os sinais de alerta que se apliquem a seu contexto e, em seguida, use o espaço em branco para escrever seus próprios, caso você pense em alguns que não foram descritos aqui (tradução e adaptação com base em Gordon, 2021[1]).

☐ Tenho pesadelos com mais frequência e de uma intensidade que mexem comigo.

☐ Tenho tido insônia – seja dificuldade de pegar no sono seja de me manter dormindo.

☐ Tenho me isolado socialmente – alguns sinais podem ser de que estou ignorando mensagens de meus amigos e desmarcando compromissos, por exemplo.

☐ Eu me autossaboto, ou seja, me engajo em comportamentos e pensamentos que sei que me farão mal futuramente, mas não consigo evitar.

☐ Me sinto culpado por erros do passado ou com vergonha de ser quem sou na maior parte do tempo.

☐ Me sinto desesperançoso, acreditando que o futuro não guarda nada de positivo para mim.

☐ Me sinto agitado, como se não conseguisse descansar nunca.

☐ Eu tenho pensado em me matar com uma frequência maior.

☐ Eu tenho me inclinado a fazer um planejamento para me matar, por exemplo, pensando em qual método usarei, quando será e detalhes mais específicos.

☐ Eu tenho sido desleixado com meus cuidados pessoais, por exemplo, não tomo banho ou escovo os dentes com a frequência de antes.

☐ Tenho deixado de me alimentar como seria adequado para me nutrir ou como fazia anteriormente.

☐ Tenho notado que perdi bastante peso.

☐ _____

☐ _____

☐ _____

ESTRATÉGIAS PARA LIDAR COM UMA CRISE

Quando você está em uma crise emocional muito grande, você pode vivenciar os sinais que assinalou e escreveu anteriormente, e, em geral, os pacientes relatam que eles sentem muita agitação, tristeza ou uma mistura de diferentes emoções e pensamentos desconfortáveis.

Se pensa em se matar, é provável que seu objetivo seja fazer cessar essa dor intensa e não fazer cessar sua vida. Como é uma dor tão intensa e difícil de lidar, pode ser que você tenha se acostumado ou aprendido a recorrer ao pensamento suicida como uma alternativa para lidar com tudo isso. Contudo, espera-se que você, até agora, tenha percebido que há outras maneiras de lidar com isso de maneira mais funcional, que preserve sua vida e permita que você construa coisas significativas para você.

De forma mais explícita, listam-se algumas estratégias que, a curto prazo, de acordo com algumas pesquisas científicas, parecem reduzir essa urgência que uma crise pode dar de atentar contra si mesmo ou de se machucar.

Como dito, cada pessoa terá sinais de alerta que indicam a aproximação de uma crise, bem como cada pessoa poderá ter atividades que o ajudem a enfrentar a crise, mas geralmente as estratégias a seguir parecem surtir efeito com a maioria das pessoas que tentou.

Por isso, sugere-se que experimente cada uma delas e dê uma nota, de 0 a 10, de quanto foi uma tentativa útil para você. Após tentá-las, considere pegar as atividades que você deu notas mais altas, como 9 e 10, ou as mais altas de todas, e faça sua lista de atividades com o que se chama comportamentos alternativos, porque, em vez de se engajar nas atividades que seus pensamentos disfuncionais dizem para fazer, como se autolesionar, você investirá nesses comportamentos alternativos, no que chamamos ação oposta, de acordo com a terapia comportamental dialética (tradução e adaptação com base em Gordon, 2021[1]).

Estratégias que demandam sua atenção e podem distraí-lo das cognições desagradáveis

Assistir a um filme

Ler um livro

Estudar um conteúdo que você estava procrastinando ou procurar algo novo para aprender

Estudar um novo idioma

Fazer palavra-cruzada, *sudoku* ou outro jogo que demande concentração

Jogar *videogame*

Construir/montar alguma coisa

Colorir ou se engajar em qualquer atividade artística

Cozinhar alguma receita especial

Montar quebra-cabeça

Conversar com um amigo

Ir para um outro ambiente em que você se sinta bem

Fazer uma faxina em sua casa

Organizar um cômodo de sua casa

Estratégias que influenciam positivamente em nível físico

Fazer exercício físico – de intensidade moderada a alta

Fazer uma caminhada

Tomar um banho quente

Tomar um banho gelado

Jogar água gelada em seu rosto

Segurar uma pedra de gelo até que ela derreta completamente

Fazer respirações diafragmáticas por 5 minutos

Fazer um esporte coletivo

Beber chá quente

Fazer uma massagem _____

Fazer exercícios de alongamento _____

Fazer relaxamento muscular progressivo por pelo menos 5 minutos _____

Escolher as roupas mais confortáveis que tiver e vesti-las _____

Meditar ou fazer *mindfulness* por pelo menos 5 minutos _____

Tradução e adaptação com base em Gordon, 20211

Estratégias que evocam pensamentos positivos

Olhe para imagens do espaço – a internet pode ajudá-lo com a pesquisa _____

Observe a natureza ao seu redor, pode ser uma flor ou, caso seja possível, pise na grama, na areia etc. _____

Faça carinho em seu animal de estimação, brinque com ele, ou passe um tempo da forma que achar mais adequado _____

Assista a vídeos de animais fofos na internet _____

Cante sua música preferida _____

Coloque uma música contagiante e dance – se não souber como, um tutorial de dança, como em uma videoaula, na internet pode ajudá-lo _____

Assista a um *show* – caso não seja possível ao vivo, pode ser por meio de um vídeo na internet _____

Abrace alguém que você ama _____

Olhe fotos e vídeos com seus amigos e sua família, rememore ocasiões especiais que compartilharam _____

Acenda uma vela e preste atenção em seu aroma e na chama por alguns instantes _____

Procure um local em seu ambiente ou saia de casa e procure um ambiente com uma vista bonita para que você a contemple por alguns instantes _____

Coma sua comida favorita _____

Assista a um vídeo de *stand up comedy* ou então a um filme de comédia que o fará rir _____

Tradução e adaptação com base em Gordon, 20211

TOP 10 ESTRATÉGIAS PARA LIDAR COM UMA CRISE

Você não precisa se engajar em todas elas, principalmente se já souber que alguma delas pode ser aversiva para você. Mas acredita-se que quanto mais estratégias você testar, mais expandirá seu repertório para lidar de formas funcionais e adaptativas com as crises e desafios que aparecerem.

O espaço a seguir foi reservado para você preencher com as *top* 10 atividades que podem ajudá-lo quando se sentir aflito ou perceber que uma crise emocional está prestes a invadi-lo:

1.

2.

3.

4.

5.

6.

7.

8.

9.

10.

PLANO DE RESPOSTA À CRISE OU PLANO DE SEGURANÇA

Você deve se lembrar que diversas estratégias empiricamente sustentadas para lidar com pensamentos e comportamentos suicidas foram estudadas. Uma das estratégias breves que foi mencionada foi o plano de resposta à crise ou plano de segurança. Apesar de se saber e já ter enfatizado a importância do acompanhamento de um profissional de saúde, também se acredita que alguns exercícios possam ser feitos de forma independente e que eles podem ajudá-lo a se manter seguro enquanto busca por ajuda.

O objetivo principal deste último exercício listado para você é fazer você se manter seguro diante de uma crise suicida. Na verdade, que você saiba exatamente o que fazer, porque, muitas vezes, quando se está desregulado emocionalmente, fica mais desafiador pensar com clareza.

Por isso, recomenda-se que você preencha esse plano e tire uma foto, guardando essa imagem em um lugar de fácil acesso, como em seu celular, e/ou imprimindo e deixando à vista em um local em que você passa a maior parte do tempo, ou na cabeceira da sua cama, por exemplo.

Como dito, ter um passo a passo à sua disposição para quando uma crise vier pode ajudá-lo a saber o caminho a seguir e, certamente, a mantê-lo em segurança.

MEU PLANO DE SEGURANÇA OU PLANO DE RESPOSTA À CRISE

Passo 1: Reconhecendo sinais e contexto

Detalhe os sinais de alerta: quais são os pensamentos, os sentimentos, as imagens, os comportamentos, o contexto e outros gatilhos que indicam que uma crise pode estar se desenvolvendo?

Passo 2: Uso de estratégias individuais de enfrentamento

Como o objetivo final dos tratamentos em terapias cognitivo-comportamentais é de que o paciente se torne seu próprio terapeuta, entende-se a autonomia para resolver suas questões como fundamental. Por isso, antes de contatar alguém, sugere-se que você se embase nas atividades elencadas na seção anterior: "Minhas top 10 estratégias para lidar com uma crise".

Liste as atividades que você pode fazer para regular suas emoções e seus pensamentos sem entrar em contato com outra pessoa, por exemplo, distrações, técnicas de relaxamento, atividade física (tradução e adaptação com base em Zortea et al., 2020[4]).

Passo 3: Interação com pessoas e ambientes sociais que proporcionam distração

Liste os nomes e detalhes de contato de pessoas e lugares que podem fornecer distração, sem que seja necessário revelar seus sentimentos e seus pensamentos suicidas. Ou seja, aqui considera-se pessoas cujas conversas podem ser agradáveis, como amigos, colegas com quem você pode ter conversas interessantes, sem, entretanto, ter de compartilhar detalhes sobre o que está passando em sua cabeça agora.

Local para onde posso ir para me distrair: _____

Local para onde posso ir para me distrair: _____

Local para onde posso ir para me distrair: _____

Nome: _____ Contato: _____

Nome: _____ Contato: _____

Nome: _____ Contato: _____

Nome: _____ Contato: _____

Nome: _____ Contato: _____

Passo 4: Contato com pessoas que podem fornecer ajuda

Liste nomes e detalhes de contato de pessoas próximas (por exemplo, família e amigos) com quem você se sente confortável para revelar e falar sobre seus sentimentos e seus pensamentos suicidas, caso sinta vontade e/ou necessidade de falar sobre isso (tradução e adaptação com base em Zortea et al., 2020[4]).

Nome: _____ Contato: _____

Nome: _____ Contato: _____

Nome: _____ Contato: _____

Nome: _____ Contato: _____

Nome: _____ Contato: _____

Passo 5: Contato com profissionais de saúde, agências ou instituições de saúde que podem ajudar no caso de crises suicidas

Liste nomes e detalhes de contato dos clínicos que estão trabalhando com você, especialmente seu psicólogo e seu psiquiatra, ONG especializadas, como o Centro de Valorização da Vida (CVV) e departamentos de emergência que podem fornecer ajuda durante uma crise suicida.

Nome do psicólogo: _____ Contato: _____

Nome do psiquiatra: _____ Contato: _____

Instituição: CVV   Contato: 188

Instituição: Samu   Contato: 192

Instituição: Corpo de Bombeiros   Contato: 193

Nome: _____ Contato: _____

Nome: _____ Contato: _____

Nome: _____ Contato: _____

Passo 6: Tornando o ambiente seguro

Reflita sobre a possibilidade da redução do acesso a meios letais de suicídio (por exemplo, encontrar um encaminhamento para armas de fogo, caso você tenha alguma na sua casa, reduzir a quantidade de medicamentos disponíveis, solicitando a um parente que distribua-os apenas a quantidade necessária para cada dia).

Existe algo no ambiente agora da qual posso fazer uso para me machucar ou para colocar minha vida em risco? Se sim, o quê? Caso haja, tente se afastar desse(s) objeto(s) e falar com alguém que possa te ajudar a se manter longe deles, enquanto a crise não se atenua (tradução e adaptação com base em Zortea et al., 2020[4]).

Discutir essa etapa com um familiar, algum colega de confiança e/ou profissionais de saúde mental que acompanham seu caso é de extrema importância.

Registre a seguir alguns pensamentos acerca dessas estratégias, de como você pode tornar seu ambiente mais seguro:

Passo 7: Razões para viver

Liste coisas que são positivas para você e representam as razões para você continuar vivo. Algumas outras etapas anteriores dos materiais que você preencheu podem te ajudar com ideias para preencher esse campo, como o campo de "minhas conexões à vida" (tradução e adaptação com base em Zortea et al., 2020[4]).

CARTA DE GRATIDÃO

Neste exercício, você se lembrará de um ato gentil que alguém fez por você e escrever uma carta para essa pessoa, expressando seus sentimentos de gratidão pelo que ela fez. Tente detalhar o evento e explicar como ele afetou você. Se você se sentir confortável, pode até enviar a carta para a pessoa.

Tente fazer isso por mais de um dia.

LEITURA SUGERIDA

- Seligman ME, Steen TA, Park N, Peterson C. Positive psychology progress: empirical validation of interventions. Am Psychol. 2005;60:410-21.
- Boehm JK, Lyubomirsky S, Sheldon KM. A longitudinal experimental study comparing the effectiveness of happiness-enhancing strategies in Anglo Americans and Asian Americans. Cogn Emot. 2011;25:1263-72.
- Lyubomirsky S, Dickerhoof R, Boehm JK, Sheldon KM. Becoming happier takes both a will and a proper way: an experimental longitudinal intervention to boost well-being. Emotion. 2011;11:391-402.

DIÁRIO DE GRATIDÃO

Neste exercício, você se lembrará de tudo ao que é grato em sua vida, focando em coisas grandes, mas também pequenas, as quais costuma não lembrar. Faça isso por pelo menos 7 dias.

LEITURA SUGERIDA

- Seligman ME, Steen TA, Park N, Peterson C. Positive psychology progress: empirical validation of interventions. Am Psychol. 2005;60:410-21.

FORÇAS PESSOAIS

Escolha uma força pessoal que você acredita ter, como perseverança ou humildade. Nas próximas 24 horas, seja intencional sobre como usar essa força em situações de seu dia a dia. Depois, escreva sobre como usou essa força e como isso impactou o resultado. Faça isso por pelo menos 7 dias.

LEITURA SUGERIDA

- Seligman ME, Steen TA, Park N, Peterson C. Positive psychology progress: empirical validation of interventions. Am Psychol. 2005;60:410-21.
- Mitchell J, Stanimirovic R, Klein B, Vella-Brodrick DA. A randomised controlled trial of a self-guided internet intervention promoting well-being. Comput Hum Behav. 2009;25:749-60.

ATOS DE GENTILEZA

Hoje, realize três atos gentis para outras pessoas ao longo do dia. Esses atos podem ser pequenos gestos de bondade. Depois de realizar os atos, reflita sobre como se sentiu ao fazer isso e sobre como a ação pode ter impactado positivamente a outra pessoa. Faça isso por pelo menos 7 dias.

LEITURA SUGERIDA

- Dunn EW, Aknin LB, Norton MI. Spending money on others promotes happiness. Science. 2008;319:1687-8.
- Sheldon K, Boehm JK, Lyubomirsky S. Variety is the spice of happiness: the hedonic adaptation prevention (HAP) model. In: Boniwell I, David S, editors. Oxford handbook of happiness. Oxford: Oxford University; 2012. p.119-33.

ATIVIDADES IMPORTANTES, PRAZEROSAS E SIGNIFICATIVAS

Escolha realizar três tipos de atividades hoje: uma que você ache prazerosa e que pode fazer sozinho(a), outra prazerosa para fazer com outras pessoas e uma terceira que seja significativa ou importante para você. Após cada atividade, escreva sobre sua experiência. Faça isso por pelo menos 7 dias.

LEITURA SUGERIDA

- Peterson C, Park N, Seligman ME. The full life versus the empty life. J Happiness Stud. 2005;6:25-41.

CONTAGEM DE BÊNÇÃOS

Pense em três eventos que aconteceram na última semana pelos quais você se sente grato(a). Escreva detalhadamente sobre cada evento, descrevendo por que você se sente grato(a) por eles. Faça isso por pelo menos 4 semanas.

LEITURA SUGERIDA

- Emmons RA, McCullough ME. Counting blessings versus burdens: an experimental investigation of gratitude and subjective well-being in daily life. J Pers Soc Psychol. 2003;84:377-89.
- Froh JJ, Sefick WJ, Emmons RA. Counting blessings in early adolescents: an experimental study of gratitude and subjective well-being. J Sch Psychol. 2008;46:213-33.
- Lyubomirsky S, Sheldon KM, Schkade D. Pursuing happiness: the architecture of sustainable change. Rev Gen Psychology 2005;9:111-31.

MELHOR EU POSSÍVEL (RELACIONAMENTOS SOCIAIS)

Imagine seus melhores relacionamentos interpessoais possíveis no futuro. Escreva sobre como você gostaria de que esses relacionamentos fossem e quais passos você pode dar para chegar mais perto dessas metas de relacionamento.

LEITURA SUGERIDA

- Sheldon KM, Lyubomirsky S. How to increase and sustain positive emotion: the effects of expressing gratitude and visualizing best possible selves. J Positive Psychology. 2006;1:73-82.
- Boehm JK, Lyubomirsky S, Sheldon KM. A longitudinal experimental study comparing the effectiveness of happiness-enhancing strategies in Anglo Americans and Asian Americans. Cogn Emot. 2011;25:1263-72.
- Lyubomirsky S, Dickerhoof R, Boehm JK, Sheldon KM. Becoming happier takes both a will and a proper way: an experimental longitudinal intervention to boost well-being. Emotion. 2011;11:391-402.

REFERÊNCIAS

1. Gordon K. The suicidal thoughts workbook: CBT skills to reduce emotional pain, increase hope and prevent suicide. Oakland: New Harbinger; 2021
2. Bryan C, Rudd D. Brief cognitive-behavioral therapy for suicide prevention. New York: Guilford; 2018.
3. Linehan M. DBT(r) skills training handouts and worksheets. 2.ed. New York: Guilford; 2015.
4. Zortea TC, Cleare S, Melson AJ, Wetherall K, O'Connor RC. Understanding and managing suicide risk. Br Med Bull. 2020;134(1):73-84.

12

Considerações finais

Este livro foi escrito com o objetivo de disseminar conhecimentos acerca do fenômeno da suicidalidade para pessoas que pensam no suicídio como possibilidade, para aquelas que convivem com alguém nessa situação ou até para quem simplesmente tem interesse na temática. Especificamente com esse anexo, o principal desejo é que você termine de preencher esses exercícios com a sensação de que você está munido de estratégias que podem aliviar um pouco da dor que você carregou e carrega em sua vida, que você tenha como um *kit* de ferramentas que poderá te auxiliar a lidar com sua dor e que o ajudará a tomar decisões melhores em momento de crises.

Sabe-se que algum grau de sofrimento é inevitável para todos, mas também há a expectativa de que você sinta algum alívio depois de entrar em contato com esses exercícios da psicologia que foram compartilhados.

Se você leu até aqui, apesar de estar em sofrimento, é possível ver que você está disposto a trabalhar para continuar vivo e, principalmente, para construir uma vida que valha a pena ser vivida.

Sua vida é única e preciosa, que você continue em busca de estratégias para enfrentar seus desafios, incluindo contar com profissionais especialistas em saúde mental e com sua rede de apoio.

Índice remissivo

A

Absenteísmo 37
Abuso de substâncias 36, 40
Aceitação 133
  cultural 10
Acesso a métodos letais 10
Ações impulsivas 52
Adesão ao tratamento 51, 101
Adolescentes 63
Agências ou instituições de saúde
    que podem ajudar 181
Álcool 36, 117, 119
Alimentação 112
Alívio 191
Altruísmo e trabalho voluntário 140
Alucinógenos 121
Ambiente seguro 53, 181
Ambientes virtuais 60
Amor 161
Ansiedade 117
Ansiolíticos 78
Antialérgicos 119
Anticonvulsivantes 119
Antidepressivos 77, 119
Antigripais 119
Anti-hipertensivos 119
Antiparkinsonianos 119
Antipsicóticos 78, 119
Apetite 40
Apoio da família 55
Aposentadoria 124
Aspectos econômicos e ambien-
    tais 9
Atenção às emoções 67
Atividade física 110
Atividades importantes, prazerosas
    e significativas 187
Ato impulsivo 27
Atos de gentileza 186
Autolesão sem intenção suicida 37
Autonomia 52, 101

B

Barreiras em pontes e penhascos 13
Benzodiazepínicos 78
Bullying 13
Busca
  de sentido 134
  por ajuda 24
  por tratamento 51

C

Cafeína 119
Câncer 110
Cansaço 117
Capacidade de tentar suicídio 6,
    154
Carta de gratidão 183
Centro de Valorização da Vida
    104, 181
Cetamina e tratamento rápido da
    suicidalidade 79
Chamar a atenção 24
Cigarro 36
Ciúme 161
Clamor por atenção 24
Cocaína 119
Coesão social 91
Como verificar os fatos 158
Comparação excessiva 64
Comparações sociais 66
Comportamento(s)
  ações 95
  destrutivos 56
  imitativos 13
  suicida 7, 23, 47
    capacidade para o engaja-
      mento 25
    encoberto 34, 35, 38
Comunicação 23
  aberta 41
Comunidade e apoio social 138
Conexões
  à vida 152
  nas redes sociais 66
  sociais 124
Conflitos
  com Deus 139
  interpessoais 40
Confusão com a personalidade
    suicida 64
Contagem de bênçãos 188
Contato
  com a natureza 123
  com pessoas que podem fornecer
    ajuda 180
  com profissionais de saúde 181
Contexto social 8
Controle de estímulos 120
Coping 138
  religioso-espiritual 138

C (cont.)

Corticoides 119
Crenças espirituais ou religiosas
    10, 132
Culpa 162
Cultura 134
Cyberbullying 63

D

Demências 117
Dependência da internet 61
  critérios diagnósticos 62
Depressão 4, 49, 69, 117
Desapego digital 67
Descongestionantes nasais 119
Descuido com a aparência pessoal
    40
Desejo suicida 6
Desesperança 6, 25, 39
Desidealização 54
Desinibição comportamental 9
Diário de gratidão 184
Dificuldades cognitivas 117
Dificuldades financeiras 9
Direção imprudente 36
Distimia 12
Distúrbio afetivo suicida 4
Distúrbios do sono 117
Diversidade étnica 10
Divórcio 9
Doença de Alzheimer 111
Doenças cardiovasculares 110
Dor 6, 151
  crônica 117
  e desesperança , 6
  emocional 39, 138
Drogas 36, 119
  z 78, 121

E

Ecstasy 119
Efeito
  colateral 76
  copycat 26
  das redes sociais na saúde mental
    60
  Papageno 31
  Werther 25, 63
Eletroconvulsoterapia 80
Emoção 95, 160
Emoções positivas 135

Índice remissivo

Enfrentamento 138
Espiritualidade 134, 137
Esportes radicais 37
Esquizofrenia 12
Estabilizadores do humor 78
Estimulação magnética transcraniana 80
Estratégias
  comuns de autogerenciamento 96
  individuais de enfrentamento 179
  para lidar com uma crise 174, 177
  que demandam atenção e podem distrair das cognições desagradáveis 175
  que evocam pensamentos positivos 176
  que influenciam positivamente em nível físico 175
Estresse 40
Eventos estressantes 40
Eventos traumáticos 9, 40
Exercícios físicos 66
Exercícios práticos 145
Experiências passadas 9
Exposição a espaços verdes 123

F

Falar a respeito do assunto 20
Falecimento de um ente querido 9
Falência de uma empresa 9
Falta de apoio 140
Falta de limites claros 55
Família 55
Fatores
  ambientais 8
  de proteção e intervenção 64
  precipitantes e fatores predisponentes 149
  predisponentes 29
  sociológicos 7
Fichas de habilidades 133
  para acumular emoções positivas 134
Filosofia individual 134
Follow-up 90
Fonte de esperança 138
Forças pessoais 185
Formas de manifestação da suicidalidade 47
Função das emoções 159

G

Gaming disorder 61
Gerenciamento das emoções 54
Gerenciamento de estresse 110
Grau de sofrimento 191

H

Habilidade de regulação emocional 156
Habilidades para acumular emoções positivas 135
Hábitos de vida 110
Higiene do sono 120
História de abuso 9
História de vida 134
Hobbies 66

I

Ideação suicida 25
Idealização 54
Identidade suicida 63
Idosos 124
Imagens mentais 95
Impulsividade 9, 39, 118
Indutores do sono 78
Infecção sexualmente transmissível 36
Inflamação sistêmica 119
Influenciadores 64
Influenciadores de mídia social 65
Inibidores de apetite 119
Insight sobre suas próprias emoções 54
Insônia crônica 118
Intensidade do desejo suicida 7
Interação com pessoas e ambientes sociais que proporcionam distração 180
Internet 61
Intervenção de contato breve 88, 90
Intervenções seletivas 13
Inveja 160
Ioga 112
Isolamento social 13, 40, 124, 140

J

Julgamentos ou críticas 53

L

Lidando com uma crise 172
Limites 52

M

Maconha 119
Manualização da terapia 101
Marcadores de estresse oxidativo 119
Medicações a vida toda 76
Medicina do estilo de Vvida 110
Meditação 66
Medo 160
  da morte 132
Meios letais 51
Micronutrientes 113
Mídia 13

Mindfulness 123, 133
Minorias étnicas 124
Mitos comuns sobre o suicídio 19
Mitos sobre o tratamento medicamentoso 75, 77
Modelo
  ABC 171
  biopsicossocial 7
  cognitivo 103
  da teoria dos três passos 151
  de perguntas desafiadoras 168
  de plano de crise ou planejamento de segurança 94
  integrado volitivo-motivacional do comportamento suicida 5
  suicida 148
Motivos pelos quais eu quero mudar 147
Mudanças comportamentais 40

N

Natureza 124
Negligência do sofrimento 55
Negligenciar as necessidades de saúde 36
Nicotina 119
Notificação de suicídios 10
Nutrição 110

O

Orientações
  diante de pensamento e comportamento suicida 53
  diante de um episódio de autolesão 51
  práticas para ajudar alguém que manifesta comportamento suicida encoberto 42

P

Pensamentos 95
  mágicos de cura 139
  suicidas 47
  e comportamentos suicidas, diferenças 46
  persistência 50
Perda de emprego 124
Personalidade 76
Pesticidas 13
Planejamento de segurança 93
Plano de resposta à crise ou plano de segurança 88, 92, 178
Plataformas digitais 124
Prática esportiva 124
Preparação para a mudança 146
Presenteísmo 37
Preservativo 36
Primeiro episódio suicida 51

Processo de mudança 145
Proibições religiosas ou culturais 10
Pronto-socorro 51, 69
Psicoestimulantes 78

Q
Qigong 112
Qualidade do sono 118

R
Raiva 160
Razões para viver 182
Reconhecendo sinais e contexto 179
Recursos disponíveis 41
Rede(s)
  de apoio 51
  de suporte social 123
  sociais 60
    ideação suicida 63
    saúde mental 60
    tempo de uso 67
Regulação emocional e vida social 122
Relacionamentos presenciais 66
Relacionamentos sociais 110, 189
Religiosidade e espiritualidade 124, 134, 136
Repulsa 160
Resiliência 24
Responsabilidade 52
Respostas emocionais 156
Restrição da posse e do porte de armas 13
Retirada de interações sociais 37
Risco de julgamento e estigmatização 140
Risco de suicídio flutuante 28
Risco estimado de suicídio 12

S
Sensações físicas 96
Senso de conectividade 6
Sentido da vida e razões para viver 132
Sentimento
  de pertencimento 25
  de solidão 124
  de culpa e vergonha 139

Sete passos da terapia comportamental dialética 163, 164
Sexo desprotegido 36
Sexting 63
Sinais de alerta 21
  de que uma crise suicida se aproxima 95, 173
  para o suicídio 22
Sinais verbais e não verbais 40
Síndrome da crise suicida 4
Síndrome metabólica 110
Sofrimento emocional 132
Sono 40, 110, 117
Sonolência diurna 117
Status econômico 10
Suicidalidade 4
  avaliação colaborativa e gerenciamento 88, 99
  compreensão 3
  e estigma 17
  medicações 75
  modelos teóricos 5
  tratamentos biológicos 80
Suicídio
  epidemiologia 10
  prevenção 13, 101
  programa de intervenção 88, 98
  superação de crises 31
  transtornos mentais 11
Superproteção 52, 55

T
Tabu 17
Tai chi 112
Taxas de suicídio 11
Técnicas cognitivas 121
Técnicas de relaxamento 120
Teoria
  da entrevista motivacional 145
  dos três passos 6, 24
  interpessoal do suicídio 5
Terapia
  baseada em mindfulness 123
  cognitivo-comportamental 90, 102
    breve para prevenção do suicídio 89, 100
    para insônia 120

comportamental dialética 55, 89, 92, 104, 123
  individual 102
  medicamentosa 75
Trabalho voluntário 141
Transformação pessoal 138
Transtorno(s)
  afetivo bipolar 12, 48, 54, 117
  de ansiedade 12
  de personalidade borderline 23, 39, 48, 54
  depressivo 12, 49
    maior 48
  do comportamento suicida 4
  do humor 48, 117
  do sono 117
  mentais e o suicídio 27
  obsessivo-compulsivo 49
Tratamentos empiricamente sustentados para pensamentos e comportamentos suicidas 88
Treinamento de habilidades 92, 101
  de gestão de crises 102
Tríade cognitiva 49
  e exemplo de pensamento 49
Tristeza 161

U
Uso
  de substâncias 121
  saudável das redes sociais 65, 67

V
Valores 134
Valores religiosos 138
Vergonha 162
Vida social ativa 123
Vida virtual 61
Virtualidade 61
Vulnerabilidade
  biológica 30
  psicológica 30
  social 29

Z
Zolpidem 78